アイアンガー|ヨガ

ペーパーバック版

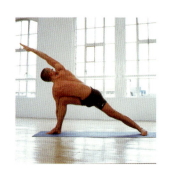

ジュディ・スミス 著／柳生 直子 監修

腰高 信子 翻訳

Iyengar | YOGA

PHOTOGRAPHY BY CLARE PARK

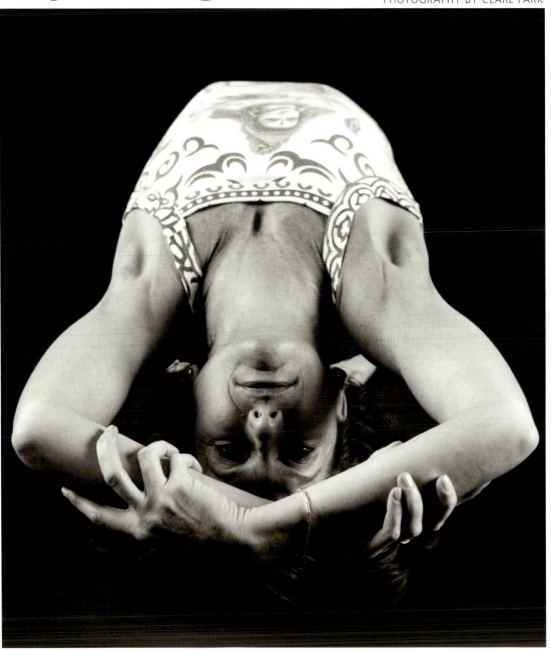

This edition is published by Lorenz Books
Lorenz Books is an imprint of Anness Publishing Ltd
Hermes House, 88–89 Blackfriars Road, London SE1 8HA
tel. 020 7401 2077; fax 020 7633 9499
www.lorenzbooks.com; info@anness.com

Copyright in design, text and images ©Anness Publishing Limited, U.K2003
Copyright ©Japanese translation, Sunchoh Publishing Ltd, 2007

本書では、紹介するすべての情報の正確さと安全性を期して、あらゆる努力を尽くしています。しかし、本書の内容に従ったことで生じた、怪我や損害、不利益などについては、著者および出版社は一切責任を負いかねます。特別な診断が必要なもの、症状に関しては、必ず医師または理学療法士の診断を受けてください。本書は医学的診断に変わるものではありませんので、専門家のアドバイスとともに使用してください。

何かに導かれて…

監修者 柳生 直子

　人は何かに導かれるように人と出会い、貴重な体験をすることが思いがけずあるようです。

　2007年2月インドに出かける直前、本書ハードバック版の監修のお話を頂いたのですが、面識の無い著者のジュディ・スミスさんに、プーナの道場でお目にかかるとは・・・（もしかしたらジュディさんかもしれない）世界各国から訪れた100人近い指導員達がひしめき合うホールで、彼女の横顔を見た時には本当に驚きました。

　家族の都合で4年に1度、しかも8月にしかプーナに来た事がないというジュディさん。私達はとびきりの偶然に感謝しつつ、お互いのヨガキャリアや彼女の本について色々と話す機会を得たのです。ジュディさんはとても行動的で素敵な女性ですが、「偉大なグルジーに失礼にならないように、メソッドに間違いがないように正確に慎重に、頑張りました」とその思いを、謙虚に語ってくれました。

　彼女の言葉通り、本書の良さは説明が的確で写真が多くわかりやすいこと、そして何よりもその構成の素晴らしさが上げられます。皆さんはアイアンガーヨガの指導カリキュラムがどの位あるかご存知でしょうか？　流派によっては同じプログラムを繰り返すところもありますが、アイアンガーヨガの場合は"星の数ほど"。つまり天文学的な数字になるとお答えした方がいいかもしれません。

　生徒の体調や気候など様々な要因によってシークエンスは微妙に変化しますし、何よりもB.K.S.アイアンガー師は"ヨガの発明王"。さまざまな道具を考案したりアサナを進化させ、2014年8月に天に召されるまで、生涯その歩みをゆるめることがなかったからです。

　さて、こうした無尽蔵のアイアンガーヨガを、ジュディさんはいわば整理整頓し、初級者・中級者の方々に、取り組みやすい「ヨガの実践プログラム」として提示してくれました。そして、その後半部にこそ、指導員達が求める充実した内容のメディカルプログラムが掲載されているのです。

　今でこそ、師の生み出したヨガマットやベルト、ブリック、ボルスターなどを知らない人はいませんが、今だから話せるこんな笑い話も・・・。2009年、NHKの番組で「三角形のポーズ」を指導した時のことです。体が硬い人のために「ブリック」を床に置いたところ、ディレクターが飛んできて、「そんな四角いモノを持っている人はいないと思うんで、家庭にある物で代用してくれませんか」。そして手渡されたのは、お風呂場にある腰掛け・・・私は複雑な思いで床に置いたのでした。

　日本でも、ヨガプロップスが一般に普及した現在、本書はヨガの流派を超えて熱心にヨガを学ぶ方々に、良きアドバイザーとして手助けしてくれることでしょう。

　アイアンガーヨガ独特の表現について訳者の腰高信子さんのご配慮、そして吉田初音さんのサポートに心から感謝いたします。

目次

何かに導かれて 柳生直子 ……………………3

はじめに ……………………6

イントロダクション ……………………8

アイアンガー・ヨガとは ……………………10
歴史と哲学／ヨガ・スートラ／本書の使い方／道具

立位のポーズ ……………………20
タータアサナ／ブルックシャアサナ／ウッティタ・トゥリコーナアサナ／ウッティタ・パールシュワコーナアサナ／ウィーラバッドゥラアサナⅡ／ウィーラバッドゥラアサナⅠ／アルダ・チャンドゥラアサナ／ウッティタ・ハスタ・パーダーングシュタアサナⅠ＆Ⅱ／ウィーラバッドゥラアサナⅢ／パリブルッタ・トゥリコーナアサナ／パリブルッタ・パールシュワコーナアサナ／パールシュヴォッターナアサナ／プラサーリタ・パードゥッターナアサナ／ウッターナアサナⅠ／パーダ・ングシュタアサナ／ガルダアサナ／ウットゥカータアサナ

座位のポーズ ……………………42
スカアサナ／ウィーラアサナ／パールワタアサナ／アドー・ムカ・ウィーラアサナ／ダンダアサナ／ゴームカアサナ／バッダ・コーナアサナ／ウパヴィシュタコーナアサナ／パリプルーナ・ナーヴァアサナ／アルダ・ナーヴァアサナ／ジャーヌ・シールシャアサナ／トゥリアンガ・ムカイカパーダ・パスチモッターナアサナ／パスチモッターナアサナ／マーラアサナ／パッドゥマアサナ

ねじりのポーズ ……………………58
スタンディング・マリイッチャアサナ／ツイスト・スカアサナ／ツイスト・ウィーラアサナ／バラドゥワージャアサナ／ハヌドゥワ ジャサリノＩ／ツイスト・マリイッチャアサナⅠ／マリイッチャアサナⅢ

逆転のポーズ ……………………66
ヴィパリータ・カラニ／サーランバ・サルワーンガアサナ／チェア・サルワーンガアサナ／アルダ・ハラアサナ／ハラアサナ／セーツ・バンダ・サルワーンガアサナ

仰向け・うつ伏せのポーズ ……………………74
マツヤアサナ／クロス・ボルスター／スプタ・バッダコーナアサナ／スプタ・ウィーラアサナ／ウールドゥワ・プラサーリタ・パーダアサナ／スプタ・パーダングシュタアサナⅠ＆Ⅱ／アドー・ムカ・シュワーナアサナ／ウールドゥワ・ムカ・シュワーナアサナ／シャラバアサナⅠ＆Ⅱ／ウッシュトゥラアサナ／シャヴァアサナ／ウジャイ・プラナヤーマ

基本練習のプログラム ……………………88
基本ポーズと順序
シークエンス1
　基本的な立位のポーズをマスターする
シークエンス2
　基本的な座位のポーズをマスターする
シークエンス3
　基本的な立位のポーズの強化
シークエンス4
　立位の基本ポーズと肩立ちのポーズ・鋤のポーズへのアプローチ
シークエンス5
　静けさと安らぎへ導く
シークエンス6
　ハムストリング（太腿のうしろ側）を伸ばすポーズ
シークエンス7
　基本的なねじりのポーズ
シークエンス8
　椅子のポーズと鷲のポーズへのアプローチ
シークエンス9
　リラクゼーションの実践
シークエンス10
　前屈のポーズの実践
シークエンス11
　立位のポーズを長い時間キープする

シークエンス12
　背中を伸ばして前屈のポーズを長い時間キープする
シークエンス13
　基本的な立位のポーズと座位のポーズの組み合わせ
シークエンス14
　ねじりのポーズと前屈のポーズの組み合わせ
シークエンス15
　リラックスと回復のポーズ
シークエンス16
　立位のポーズと立位前屈のポーズ
シークエンス17
　前屈のポーズを強化するメニューとねじりのポーズ
シークエンス18
　難易度の高い立位のポーズ
シークエンス19
　リラクゼーションのポーズ
シークエンス20
　背骨のウォーミングアップと立位のポーズ
シークエンス21
　膝を柔軟にする座位のポーズ
シークエンス22
　回転した立位のポーズの実践と座位のポーズ
シークエンス23
　リラクゼーションのポーズとプラナヤーマ（深い呼吸）
シークエンス24
　立位のポーズを深く理解し強化する
シークエンス25
　背骨を柔軟にして座位のポーズを深く理解する
シークエンス26
　背骨を柔軟にする立位のポーズとうつ伏せのポーズ
シークエンス27
　リラクゼーションのポーズとプラナヤーマ（呼吸法）
シークエンス28
　太陽礼拝のポーズ（スーリャナマスカーラ）

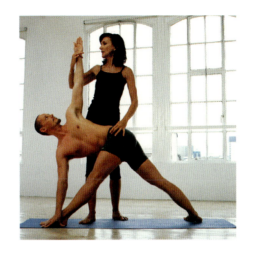

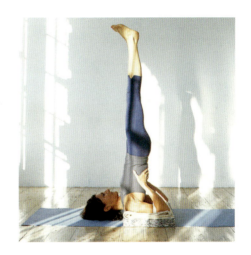

ヨガセラピー ……………………………106
　セラピーとしてのヨガ／精神的な疲れ、極度の疲労／
　頭痛・片頭痛／ストレス・不安／不眠症／うつ／風
　邪／喘息／胃弱／便秘／下痢／腰痛／坐骨神経痛／
　肩と首／膝／お尻／生理痛／子宮脱／更年期障害

索引 ……………………………140

関連情報 ……………………………142

はじめに

本書は初心者から上級者まで、あらゆるレベルの人に向けて細部にわたり解説を示した、アイアンガー・ヨガの指南書で、1966年、B.K.S.アイアンガー師（グルジー）によって出版された『Light on yoga』（ハタヨガの真髄）の伝統的なアイアンガー・ヨガの内容に沿って書かれています。グルジーの練習に対する献身的な姿勢は、その志を継ごうと彼のもとを訪れるすべての人に、内なる魂の無言の教えを与えています。

グルジーはヨガのデモンストレーションや、彼の世界観を広める説話や本などを世に送ることで、生徒たちを常に励ましています。著者ジュディの試みも温かく見守っているのです。

1975年1月、B.K.S.アイアンガー師がインドのプーナにthe Ramamani Iyengar Memorial Yoga Instituteを設立して以来、私はそこでアイアンガー師とその娘のギータ先生、息子のプラッシャント先生による多くのクラスで指導を受けました。また1993年には、クリスタルパレスにグルジーを招待するという栄誉と恩恵をこうむることができました。ユーロ・ヨガ・コンヴェンションでは、1000名の生徒が彼の指導のもとで逆立ちのポーズをとる機会に恵まれたのです。私にとってもっとも記憶に残る出来事は、1980年代にグルジーがマンチェスターを訪れたとき、イギリス北部のおよそ1000名の生徒が、彼の来訪を歓迎し感謝の思いを込めて行ったデモンストレーションです。この時のことをグルジーは、"数千名の生徒たちを前にして世界中でデモンストレーションを行うが、私の前で1000名の生徒がデモンストレーションをしたのは、このときがはじめてだ"と述べています。

2002年5月には、ロンドンのクリスタルパレスで行われたアイアンガー・ヨガの祝典のために、ギータ先生を招きました。これは、ギータ先生のはじめてのヨーロッパ訪問で、滞在中何日もかけて1000名を超える参加者を指導してくださいました。

ジュディは先ごろグルジーとギータ先生がインドのプーナで指導するメディカルクラスのアシスタントを経験して、Maida Vale Iyengar Institute Londonでメディカルクラスを教えています。定期的にインドのプーナのインスティチュートを訪れて、グルジーやプラッシャント先生とギータ先生の指導を仰ぎながら練習に励み、アイアンガー・ヨガを指導するに値する、正確なポーズを確立することができたのです。

下左右：2002年クリスタルパレスにて行われたアイアンガー祝典。ギータ先生の指導のもと、生徒たちが立位のポーズと肩立ちのポーズを実践する様子。

次ページ：ヨギーの伝統的あいさつ "ナマステ（合掌）"

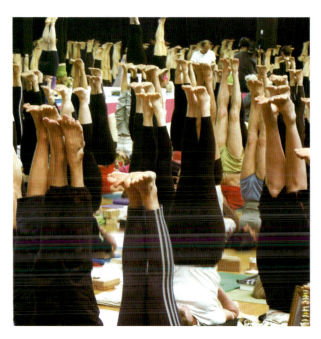
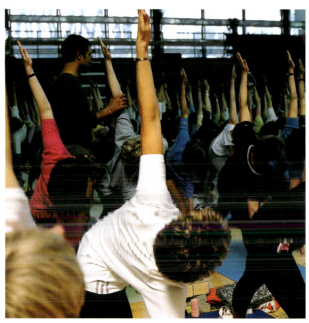

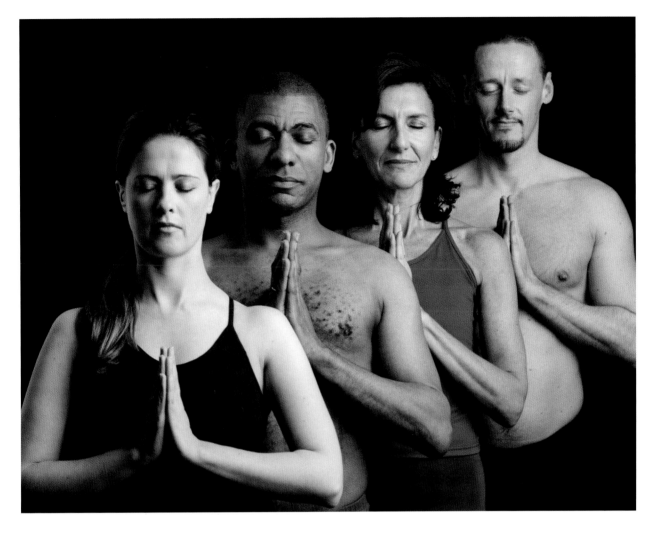

はじめに

推薦の辞

　この本を順に追って見ますと、まず、イントロダクションで著者のジュディは、アイアンガー・ヨガの歴史と哲学について紹介しています。彼女はそこで、ヨガは身体の正姿勢に焦点を合わせ、調和を保ちながら向上していくことができる、実用的な哲学であると言っています。

　アサナの章では、ヨガの学びと実践のために、重要度の順に分かりやすく解説しています（立位のポーズ、座位のポーズ、ねじりのポーズ、逆転のポーズ、仰向け・うつ伏せのポーズ）。その後に基本的なプラナヤーマ（呼吸法）とシャヴァアサナ（屍のポーズ）の説明があるので、指導者がいなくても誰もが家で実践することができます。また本書は、すでにクラスに参加している生徒にも十分役立つような内容になっています。

　基本練習のプログラムの章では、必要最小限の解説と縮小した写真で、それぞれのシークエンスの練習法を解説しています。そして、賞賛したいのは、次のジュディのコメントです。

　"最後の基本練習のプログラムに到達することを急がないでください。どれだけ早く修得するかが大切なのではなく、理解を深めながら熟達する、その質こそが重要なのです"

　ヨガ・セラピーの章では、道具の使い方、また、症状改善のためのアサナで構成されたシークエンスを紹介しています。私自身この章は、ヨガの指導者にとって大変役立つものであると感じています。

　37年もの間、私はアイアンガー・ヨガを実践し、指導してきました。今まで、グルジーの西欧の生徒たちによって書かれた本を多く読みましたが、アイアンガー・ヨガのメソッドをきちんと紹介しているものは、ほんのわずかであると感じています。私はみなさんに読んでほしくて本書をすすめているのではありません。本書を使って実践していただきたいのです。大切なのは実践、練習につぐ練習です。

　健やかな人生という一つの道を歩んで行くすべての人たちへ、ジュディによるアイアンガー・ヨガの本書を私が推薦できること、大変嬉しく感じています。

Jeanne Maslen

Manchester and District Institute of Iyengar Yoga前責任者。
The BKS Iyengar Teacher's Association副責任者。

イントロダクション

ヨガは宗教でなく、実践的な哲学であり、なにか特定の信仰のために身を捧げるものではありません。"yoga（ヨガ）"という言葉はサンスクリット語の"yug（ユジュ）"から派生したもので、結合する、結びつける、つなぐという意味をもっています。至高の喜びに到達するには、肉体面と精神面を統合させていくというのが、伝統的なインド哲学の考え方です。この身体と心の確たる融合は、内在する意識の統合へと、強く導かれていくのです。

ヨガの実践を通して、身体が動くにつれ心や呼吸へと繋がり、バランスやリラクゼーション、調和をもたらします。実践する人は、肉体を使って心を磨いていくのです。心と思考の鍛錬を通して、自分自身のあらゆる細胞と魂が呼び覚まされます。

アサナ（ポーズ）の実践で疾患が改善され、筋肉が強化されて、柔軟性が高まっていきます。ポーズの動きで隅々まで血液が満たされて、滞った身体の末端を活性化し浄化するのです。心理面では、ヨガは集中力を養い、心を鎮めて、バランスのとれた、安らぎに満ちた感情をもたらします。

ヨガと他のエクササイズには違いがあります。肉体的なエクササイズは単に表面上のものであり、アサナは生理的、精神的なものです。アサナは筋肉や柔軟性、そして身体への意識を高めると同時に、内面への気付きと心の安定をもたらします。エクササイズはその形式に従って身体を動かしていくのに対して、ヨガは正確に身体を動かしながら、さらに深い意識を目覚めさせることで、身体と精神のバランスを生みます。

私のヨガの旅は今から20年以上前にはじまりました。幼い頃から、私はとても背が高く、それを意識しすぎて悪い姿勢をとっていました。肩や背中を丸めて、悲観的で脱力感に満ちた様相で毎日を過ごしていたのです。微細な部分に注意を払うアイアンガー・ヨガは、私の心捉えました。頭と身体の両方に働きかけ、実践することで、私の人生のあらゆる局面をコントロールできるようになったからです。ポーズを行って柔軟性を高めるだけでなく、精神的にも強くなって、穏やかでしかもバランス感覚溢れる、軸のぶれない人間になれたのです。

私は自由な時間を利用して毎日練習に励んでいます。あなたの毎日の日課として、日中または夜の同じ時間に練習することをおすすめします。私はたくさんの知識を吸収したくて、通常のクラスはもちろん、イギリスや海外のワークショップ、セミナーにも参加しています。こうして学んだことは、インドのプーナにあるアイアンガー・ヨガ・インスティテュートも訪ね、アルソーと彼の息子、娘の行き届いた指導のもと、1ヵ月の期間にわたって納められるのです。

私は15年にわたってアイアンガー・ヨガの指導にあたり、そして何名かの素晴らしい他の指導者とともに、上級者をトレーニングしています。私の生徒は年配の人から子どもまで、レベルもそれぞれ違いますし、小さな悩みからさまざまな問題まで、心や身体に悩み

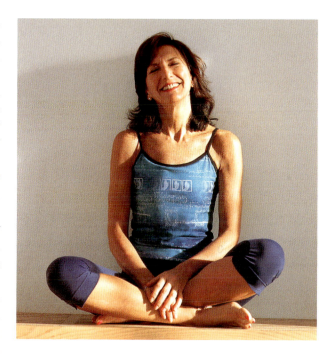

上：ジュディ・スミスは自分自身を救うためにアイアンガー・ヨガを習い始めました。そして今は多くの生徒たちを手助けできることに、大きなやりがいを感じています。

を抱えている人がいます。クラスをはじめるときは身体がかたい人も、練習を終えてクラスを出るときは背が少し高くなって、何より身体全体から穏やかな美しい輝きを放っているのです。

私はヨガを教えることで、充足感とやりがいを感じています。本書を通じて多くの人がヨガの旅へ出る、また、再びヨガに目覚めてほしいと願ってやみません。

アサナ（ポーズ）とプラナヤーマ（呼吸）の実践を、誠実な心と精神、知性と情熱をもって行ってください。きっとあなたの人生のあらゆる局面に、明快さとエネルギー、平穏がもたらされるでしょう。

紹介するアサナと各プログラムは、初心者から上級者まで、すべての実践者のためのものです。1日数時間、週1時間でも構いません。各々の状況に合わせてくり返し練習をしてください。

右：上級のポーズをはじめて行うときは、熟練した指導者があなたの大きな支えになります。

下：ヨガを定期的に練習すると、身体は緊張から解放されて、柔軟性が高まり、心が穏やかになっていきます。

　読者のみなさんが、悟りへの道を旅するように、輝きと幸せに満たされて、溢れる喜びを感じていただければ幸いです。

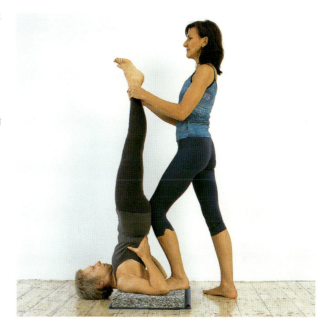

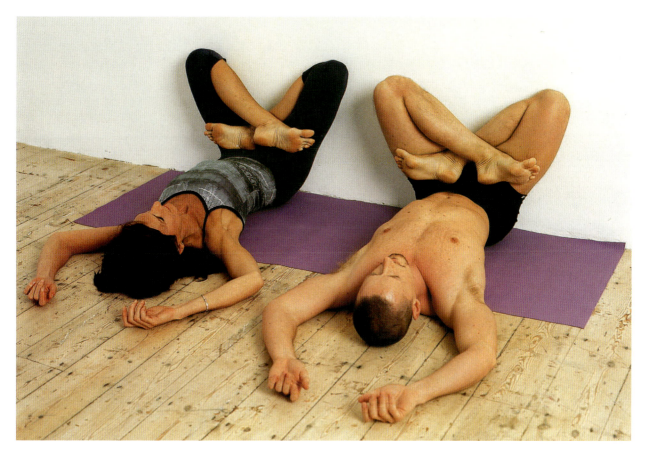

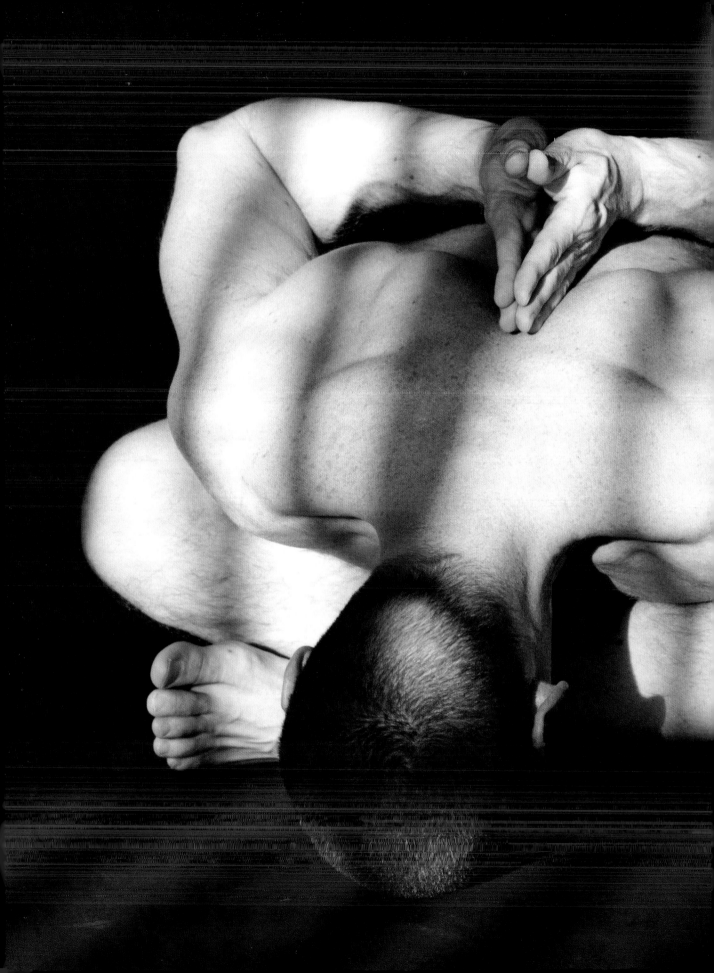

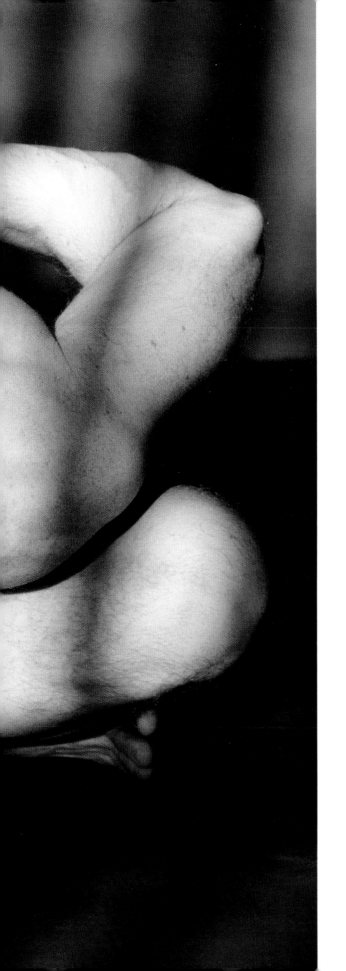

アイアンガー・ヨガとは

"ヨガは実践的哲学である。日々刻々、現実の世界と向き合いつつ、精神的な道をたどる術を示してくれる。ヨガはまた世界の幸福、すなわち自らの幸せと自我を越えた幸せの双方のバランスを見出すよすがである"
B.K.S.Iyengar

アイアンガー師により、200を超える伝統的なヨガのポーズを体系化したのが、アイアンガー・ヨガです。このヨガ実践のメソッドは、理論的かつ進歩的なものであり、ポーズの正確さや綿密な修正法、そして何よりも安全性を重視して生み出されたものです。健康状態や身体能力を問わず、あらゆるレベルの人が練習できるように、ポーズが構成され、分類されています。基礎から上級のポーズまで、安全で確実に上達することができて、また実践することで、心、身体、精神の、柔軟さや強さ、繊細さを養うのです。

歴史と哲学

アイアンガー・ヨガとは

アイアンガー・ヨガでは体の正姿勢（アライメント）に焦点をあてて、調和がとれ、なおかつ解剖学的な見地にたった完全さを目指しています。知性と意識をもって練習をすれば、怪我や痛みを感じることはありません。身体はそれぞれ違いますし、特定の弱点や問題を抱えている人も多いはずです。アイアンガー・ヨガでは、その人ができる範囲内でポーズを最高の完成度に近づけるため、道具を使用して練習を行います。

　正確さと細かい部分まで配慮した方式で知られるアイアンガー・ヨガは、アサナ（ポーズ）とプラナヤーマ（呼吸法）で構成されています。骨格と筋肉、身体の細部へ意識を向けることが求められるため、心が集中し研ぎ澄まされて、最終的には"動く瞑想"に到達します。肉体的な気付き、心の清澄、究極の平静のすべてを求めて鍛錬するのです。

　アイアンガー・ヨガできわめて重要なのはポーズの流れです。適切な順序に沿ってポーズを練習することで、効果が増して、怪我や誤った練習法を最小限にとどめます。また、さまざまな疾患の症状を改善するための治療としても用いられています。

　アイアンガー・ヨガは多数あるヨガのなかのひとつで、世界的に敬愛されるヨガ指導者の一人、B.K.S.アイアンガー師によって発展しました。幼少時代にさまざまな病気に苦しんだ彼は、16才の時に、姉の夫であり、インドのマイソールでヨガの指導をしていたクリシュナマチャリャ師からヨガを習います。アイアンガー師はヨガを実践するうちに健康を取り戻し、1936年に彼はインドのプーナに派遣されて、6か月間ヨガを教えることになります。

　彼が練習のなかで培った正確で熟達したその技は、指導に反映されて、多くの生徒が育っていきました。ヨガの指導者として尊敬され、広く知れ渡るようになり、1952年、彼は著名なバイオリニスト、ユーディ・メニューヒン氏に出会います。この出会いがヨガとアイアンガー師を西欧へ広めるきっかけとなったのです。メニューヒン氏はひたむきに練習に励む生徒のひとりで、アイアンガー師に指導を受けるため、彼を英国に招待しました。多くの人がアイアンガー師のクラスに参加して、まもなく西欧の多くの人々が彼の生徒となり、その翌年に再び彼を招きました。

　インドのプーナに戻ったとき、アイアンガー師には教えるための広いスペースが必要でしたが、部屋やホールに十分な広さがありませんでした。そこで1975年に研修所を設立し、彼の夢がまさに実現しようとした矢先に亡くなった愛妻（ラママニ）の名前から、The Ramamani Iyengar Memorial Yoga Instituteと名付けたのです。世界中の彼の生徒たちは定期的にここを訪れて、アイアンガー師の監督のもと、娘のギータ先生と息子のプラッシャント先生に指導を受けながら1ヵ月滞在します。90歳を目前にしたアイアンガー師は、アサナを今でも実践し、彼の弟子たちに多大なインスピレーションを与えています。インドのボンベイ、バンガロー、デリー、マドラス、リシケシをはじめ、いまではヨーロッパ、アメリカ、日本、イスラエル、オーストラリア、ニュージーランド、南アフリカ、カナダなど、世界中からIyengar yoga instituteには彼のヨガを研修する人たちが集まり、その数は増加の一途をたどっています。

　アイアンガー師は集大成であるLight on yoga（ハタヨガの真髄）を1966年に出版し、この書はヨガのバイブルとして知られ、多くの言語に翻訳されています。著書はほかに、Light on Pranayama、The Art of Yoga、The Tree of Yoga、Light on Yoga Sutras of Patanjaliがあります。

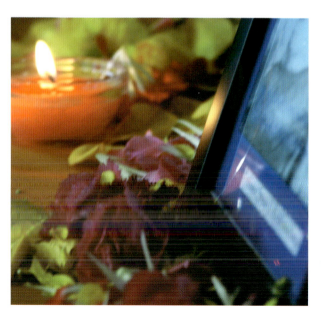

左：ヨガの創始者や亡くなったグルたちに、供え物が捧げられ、敬まわれ、讃えられしている。

次のページ：B.K.S.アイアンガー師の献身が、アイアンガー・ヨガを数あるヨガのなかでも多くの人に知られ、実践されるものにしたのです。

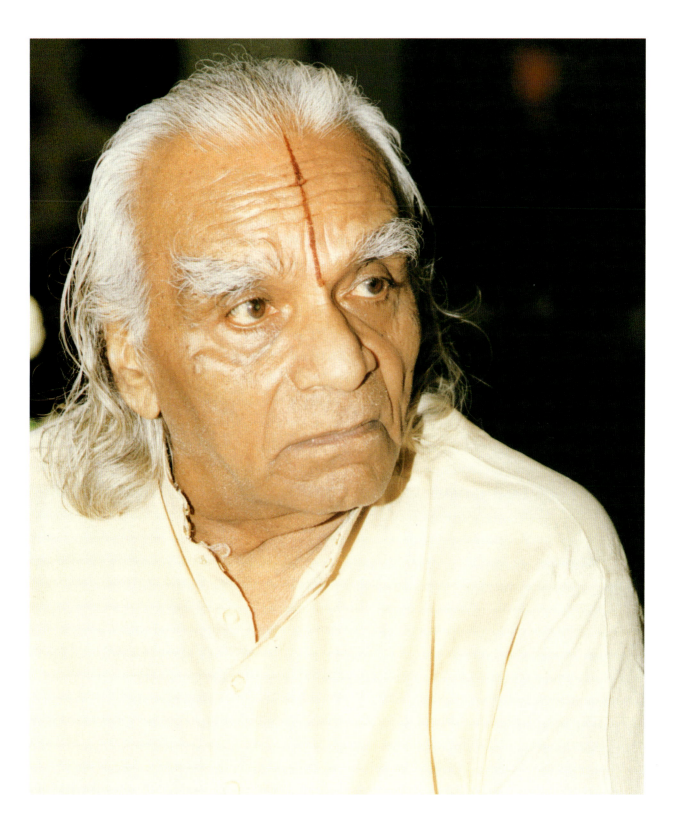

アイアンガー・ヨガとは

ヨガ・スートラ

アイアンガー・ヨガとは

B.K.S.アイアンガー師の哲学は、紀元前300年ごろのインドの聖人、パタンジャリの教えに基づいています。パタンジャリの姿は、7つの頭を持つ蛇としっぽが巻きついた人の彫像で表された、無限を示すインドの先人の伝統的なシンボルです。瞑想する姿が表現されていて、二つの手で祈りを捧げ、また別の2つの手でホラガイと光の輪を持っています。ホラガイはヨガの実践を髣髴とさせ、輪は輪廻や原因と結果の法則（因果律）を表しています。片方の顔は微笑み、もう一方は厳粛な表情をしています。パタンジャリは196の格言を記した経典"ヨガ・スートラ"を成文化した、ヨガの始祖として知られています。ヨガ・スートラはあらゆるヨガの原理と実践を集めて組織化したもので、簡潔な文章が編んだように綴られています。

これらの格言は品行の規律からはじまり、人間の真のビジョンにいたるまで、生の全容について書かれています。パタンジャリはヨガの実践を通して、いかにして私たちが自分自身を進化変容できるのか、心や感情をコントロールする力を身に付けられるのか、精神的な悟りやヨガの目的地に到達するまでに突き当たるであろう障害を乗り越えられるのかが記されています。

ヨガの八支則

パタンジャリはヨガを8つの枝の体系、八支則からなるものと解説しています。8つの枝はそれぞれ独立していますが、同時に全体を形づくるものでもあります。この8つの段階が真のヨガになるのです。

1. ヤマ（道徳律）

ヤマは5つの道徳律——非暴力、正直、不盗、節制禁欲、無欲から成り、道徳的な態度を規定するものです。社会のなかで調和と理解をするためには、毎日の生活のなかでこれらを守ることが大切です。

2. ニヤマ（自己浄化）

人の行動を、浄化、満足、厳格、聖典の学習、神への献身の5つの規律に分けたものです。ヤマをこの世界の普遍的な道徳であるとすれば、ニヤマは個人の内面的、外面的鍛錬のための行為の規範です。

3. アサナ（ポーズ）

パタンジャリの経典では、ポーズをとると、肉体の安定と心の平静をもたらすとされています。ポーズを実践することで、心臓、肺、腎臓、肝臓、脾臓、膵臓など、臓器を活性化して、柔軟性、活力、健康を得ることができます。しかし、本当に大切なのは、身体と心を統合させることであり、身体から魂の気付きへの道を辿りながら、身体と心の2つを融合させることなのです。

4. プラナヤーマ（調息）

パタンジャリはアサナが安定するレベルまで達した後に、プラナヤーマを実践するべきであると言っています。プラナヤーマを行うことで、身体の緊張から解放されて、神経が鎮まり心も穏やかになります。

5. プラティヤーハラ（制感、感覚のコントロール）

感覚を欲望の対象から消し去る、執着しないことで、はじめの4支則と残りの3支則が繋がっていきます。宇宙の法則と自己の倫理（ヤマ、ニヤマ）に従い、アサナとプラナヤーマを実践した後は、内なる自己に意識が向けられて、心が完全なる平静の状態になるのです。

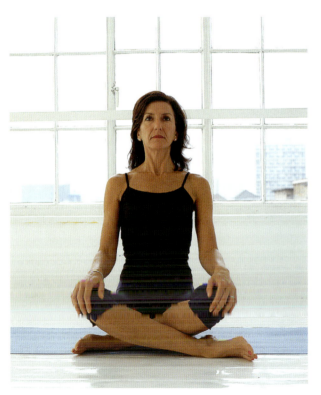

左：瞑想をする時には、スカアサナ（あぐらのポーズ）や簡単に足を組んだ座位で。長時間座ることが可能なポーズを選びます。

6. ダーラナー（集中統一）

アサナで身体を動かした後は、プラナヤーマで心が純化され、プラティヤーハラで内なる自己に意識を向けるようになり、第六の支則、ダーラナーに到達します。心は吸収同化された状態となり、一点あるいはひとつのことに意識が集中していくのです。心の焦点が一点に定まる時間が長いほど、高いレベルに達することができます。

7. ディヤーナ（瞑想）

行者がダーラナーで何ものにも心が捉われていないとき、瞑想状態を得ることができます。この深い集中とまったく無想の瞑想状態では、心、身体、呼吸がひとつになり、一点に辿りつくことができます。

8. サマーディ（三昧）

ヨガ行者が最後に到達するすべての頂点であり、信仰と平和の境地です。この平穏な心の状態こそがヨガの真髄であり、心と身体の両方が完全に純化してはじめて、人はこの境地を知ることができます。身体と意識は眠っているような安らかな状態で、心と思考は目覚めているときのように研ぎ澄まされていますが、すべてが意識を超越しているのです。

はじめの5支則（ヤマ、ニヤマ、アサナ、プラナヤーマ、プラティヤーハラ）はヨガの鍛錬として知られています。これらは身体を鍛えて心をクリアにして、ヨガ到達のための次の3支則（ダーラナー、ディヤーナ、サマーディ）に向けて意識を準備していきます。パタンジャリは言います。"ヨガの8支則を知ることで、身体、心、思考が浄化される。知識の炎は燃えて、意識が奮い立つ"。現代の生活がストレスを生み出し、それが病気となり、また心の痛みとなります。良好な健康状態とは、心、身体、魂が調和していることです。バランスの良い食事や運動、ストレスのない心が結果としてこのような状態をもたらします。アサナは身体に活力を与え、プラナヤーマは平静の意識をもたらし、現代のスピード社会からくるネガティブな心からも解放されます。プレッシャーの多い今の時代に、ヨガは、健康を取り戻し、生活に幸せと調和をもたらすのです。

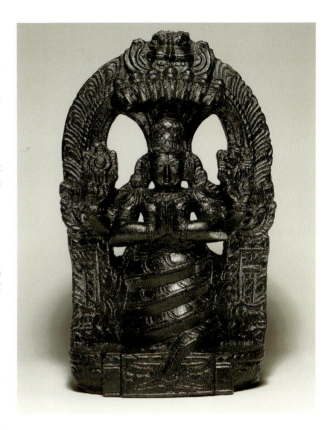

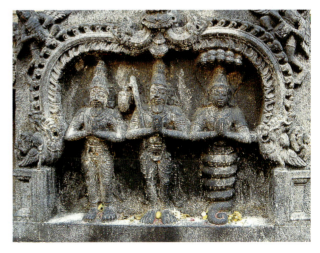

上：ヨガの始祖として知られるインドの賢者、パタンジャリの彫像。パタンジャリの教典や書物はサンスクリット語から多くの言語に翻訳されています。

下：右から、ヘビの神として鎮座する聖人Patanjali、トラの足をもつ聖人VyaghrapadaとSimhavarman。

本書の使い方

本書は初心者にも上級者にも役立てていただけるよう、アイアンガー・ヨガの基礎をおさえた内容になっています。活力を高める立位のポーズ、平静をもたらす座位のポーズ、浄化のためのねじりのポーズ、メンタル面を強化する逆転のポーズ、リラックス効果が高い仰向けのポーズ、エネルギーを高めるうつ伏せのポーズ、それぞれのグループからポーズを厳選しています。またリラクゼーションとプラナヤーマ(呼吸法)の項もありますのでご活用ください。

アサナ(ポーズ)のグループと、各グループのそれぞれのポーズは、アイアンガー師の指導法に基づいてリストアップされています。また、ポーズはいちばん難易度の高いものをレベル5として、レベル1から5まで段階別に分かれています。各ポーズのはじめに印されている星のマークが難易度です。あらゆるレベルの人がポーズを行えるように、一つ一つのポーズを写真を用いて解説しています。ポーズを上達させる秘訣、身体がかたい人がポーズをとるための道具の使い方(道具の詳しい説明と使い方は19ページ)も掲載していますので参考にしてください。

基本練習のプログラムの章では、難易度も練習時間も異なる20を超えるプログラムを紹介しています。シークエンス1からはじめて各々のペースで進めていきます。最後のプログラムにたどり着くことを急ぐのではなく、ポーズを深めていくことを忘れないでください。早くこなすことが重要なのではなく、練習の質と理解、習熟度がとても大切なのです。

ヨガ・セラピーの章では、何らかの疾患の悩みを抱える人に向けたプログラムを紹介し、アドバイスしています。それぞれの身体能力の範囲内でベストなポーズがとれるように、プログラムのほとんどで道具が使用されています。

ヨガ修得へのアプローチ

"アサナとは、機械的に形づくるポーズではない。動きと相反する抵抗との狭間で逡巡し、バランスがとれた時、思考が生まれるものだ"

B.K.S.アイアンガー

練習は心と身体を向上するためにとても大切なものです。いつ、どれ位の頻度で、どれだけの長さを行うのかというルールはありませんが、毎日ヨーガの練習を積めば積むほど、多くの効果があらわれるのは明らかです。ヨガの練習は状況に合わせて行うものですので、そのときの状況から練習の強度、ポーズの種類を選んでください。たとえば、長い時間オフィスで働いて疲れている場合、リラックス効果の高いポーズを行います。もし身体がかたくなって、だるい場合は、立位のポーズをとります。以下に示すガイドラインをヨガの実践に役立ててください。

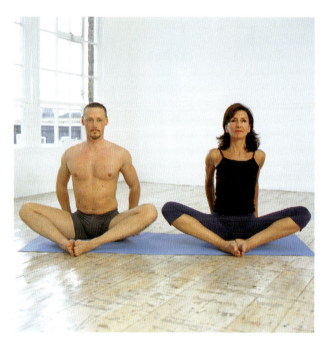

上:座って行う、バッダ・コーナアサナ(合せきのポーズ)。資格のある先生とともに、オフィスであるいはヨガスタジオで、いったんヨガを始めたら継続して学びましょう。

- ヨガは空腹時に行うのがよいでしょう。もし無理であれば、軽食なら2〜3時間後、重い食事ならば4〜5時間後を目安に練習してください。

- ウェアは動きやすい、軽くて、締め付けのない、楽なものを選びます。

- 練習はヨガマットか床の上で素足になって行います。カーペットは足が滑って表面を捉えることが難しいため、練習には適しません。

- 直射日光のあたらない、温かく、風通しの良い場所で行います。
- ハードコンタクトレンズは外します。

- アサナのそれぞれのグループでは、難しいものを試みるまえにやさしいポーズから始めていきます。最後のポーズへ進む前に、やさしいポーズを数日間練習して、確かな技量を養うのが賢明です。

- アサナは高い集中力と身体の各部位へ意識を向けながら練習します。ポーズはゆっくり、滑らかに、そして身体と対話しながら行ってください。

- ポーズの正確さと姿勢の方向性に注意を払います。正しい姿勢でポーズがとれている時、エネルギーが絶え間なく身体を巡っていきます。

- ポーズをとっているときの呼吸はとても重要です。特に呼吸について書かれていないときは、普通呼吸を行います。一般的に、息を吸うときは胸やお腹を広げながら上方への動きを意識して、吐くときは収縮させながら下方と前方への動きを意識します。

- 心と身体にストレスがかからないようにしながら、できるだけ長くポーズをキープします。ポーズをとっている間は、目、口、喉、腹部をリラックスさせます。

- 特に解説が無くても、どのポーズも目は開けて、口は閉じて行ってください。

- ポーズの間、また終わった後、肉体面や精神面の変化に違和感がある場合は、アイアンガー・ヨガの指導者にアドバイスを求めてください。

- 本書はヨガのレッスンと併用していただくもので、レッスンの代用にするべきではありません。指導者による解説やポーズのチェックを受けることが、とても重要だからです。

- それぞれの練習プログラムの後に5分間、シャヴァアサナ（屍のポーズ）でリラックスする時間をとってください。

- 立位のポーズでは、読者の方が見やすいように逆側（左サイド）からポーズを行い、左側の説明が先に来ています。実際に行う時には原則的に右側からポーズを行ってください。

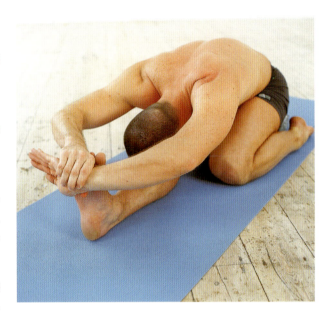

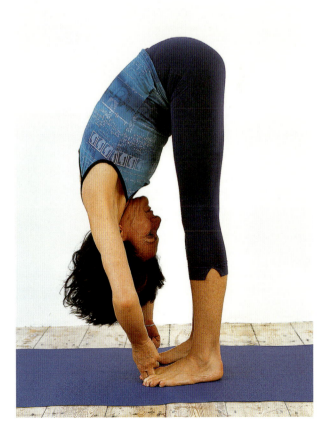

右上：5つある基本前屈のひとつ、トゥリアンガ・ムカイカパーダ・パスチモッターナアサナ（割り座で前屈するポーズ）

右：パーダングシュタ・アサナ（足をつかみ前屈するポーズ）は脚を鍛えて、背骨を柔軟にします。立っても座っても前屈のポーズは、腹部の内臓を調えて、消化力を高めます。

アイアンガー・ヨガとは

道具

アイアンガー・ヨガとは

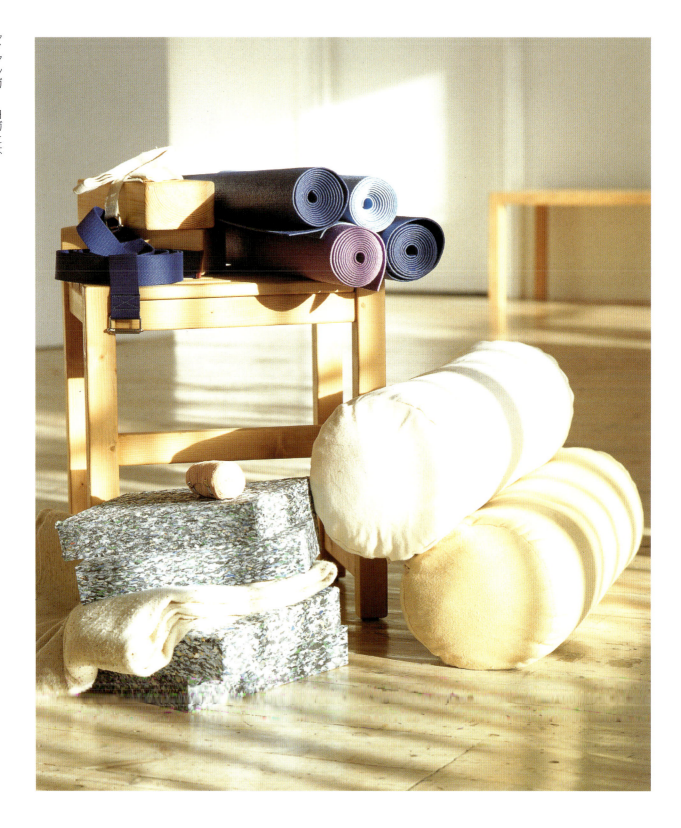

歴史的にヨガ行者は、木や石、ロープを使うことでポーズの練習を効果的に行ってきました。アイアンガー師は、容易にかつ長い時間、ストレスを感じることなくポーズを行うために、さまざまな道具を使用する方法を編み出しています。身体がかたいか柔らかいか、年齢、身体の強弱、初心者か上級者であるかにかかわらず、道具を使うことで、すべての人がヨガのポーズを実践することを可能にしています。また、疲労や怪我の理由で、身体全体のエネルギーを高めたい人にとても効果的です。道具を使うことで脳を活性化すると同時に筋肉を拡張していきます。アイアンガー師はこう言っています。道具を用いた練習は"努力のいらない努力"であると。

滑り止めマット　立位のポーズをとったときの足の滑りを防止します。マットを中央のラインで折り畳むと、正しい姿勢をとるのに役立ちます。

椅子　やさしいねじりのポーズ、たとえば椅子を使ったやさしいねじりのポーズ、また、椅子を使った肩立ちのポーズ、半分の鋤のポーズで使用します。

木のブリック　身体のかたい人が、床に手が届かない場合などに使用します。座位のポーズ、立位のポーズでは、足や手をサポートするのに使い、ねじりのポーズでも活用できます。

フォームブロック　座位のポーズで背骨を伸ばすのは難しいものです。1個または2個のフォームブロックの上に座ることで、背骨が上に伸ばされます。肩立ちのポーズでは首と肩の下に置いて、リストラティブのポーズ（回復のポーズ）では頭のサポートとして使います。

ボルスター　主にリストラティブのポーズ（回復のポーズ）で、頭と背骨をサポートのために使います。2～3個のクッションや畳んだブランケットでも代用できます。

アイピロー　リストラティブのポーズ（回復のポーズ）で、目を鎮めるために使用する、豆などが入った小さな枕です。バンデージ（ヨガ用包帯）もよく使われます。軽く頭と目を覆うことで、目のあたりの緊張が和らぎます。

ヨガベルト　脚をまっすぐに伸ばすポーズで、手が足やつま先に届かない場合に足にかけて使います。肩立ちのポーズでは腕が外に開いていかないように、また仰向け合せきのポーズでは、足をそろえて骨盤に近づけるために使います。

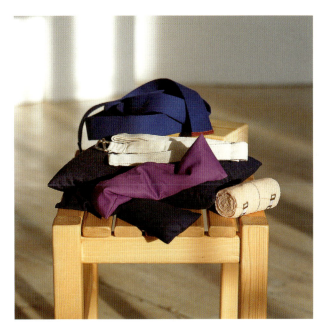

上：ハラアサナ・スツールは高さや形がそれぞれ違います。バンデージやアイピローは目のあたりを鎮めて、心を落ち着かせていくのに役立ちます。

ハラアサナ・スツール　このスツールは半分の鋤のポーズで太ももをサポートするために使います。立ったねじりのポーズでは上げた足をこのスツールか椅子にのせてサポートします。リストラティブのポーズ（回復のポーズ）では頭をのせてサポートします。

ブランケット　畳んだブランケットはフォームブロックの代わりになります。屍のポーズやプラナヤーマ、リストラティブのポーズ（回復のポーズ）で頭をサポートするのに使用します。座位やねじりのポーズで背骨を引き伸ばす時にも活用できます。割り座のポーズでは、畳んだブランケットをお尻の下や足のサポートとして使います。屍のポーズで体温が下がってしまったときなど、もちろん体を温めるためにも使ってください。

前頁：道具はポーズをとるときに役立ちます。家具や家のなかにある物で代用することもできますし、もしなければ、ヨガ用品を取り扱うお店に行って探してみてください。

右：ボルスターとブランケットはとても便利な道具です。あなたの家にも似たようなアイテムがあるはずです。
ブリックは木やコルク、フォームでできたものがあります。

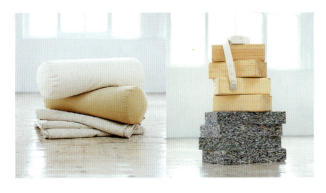

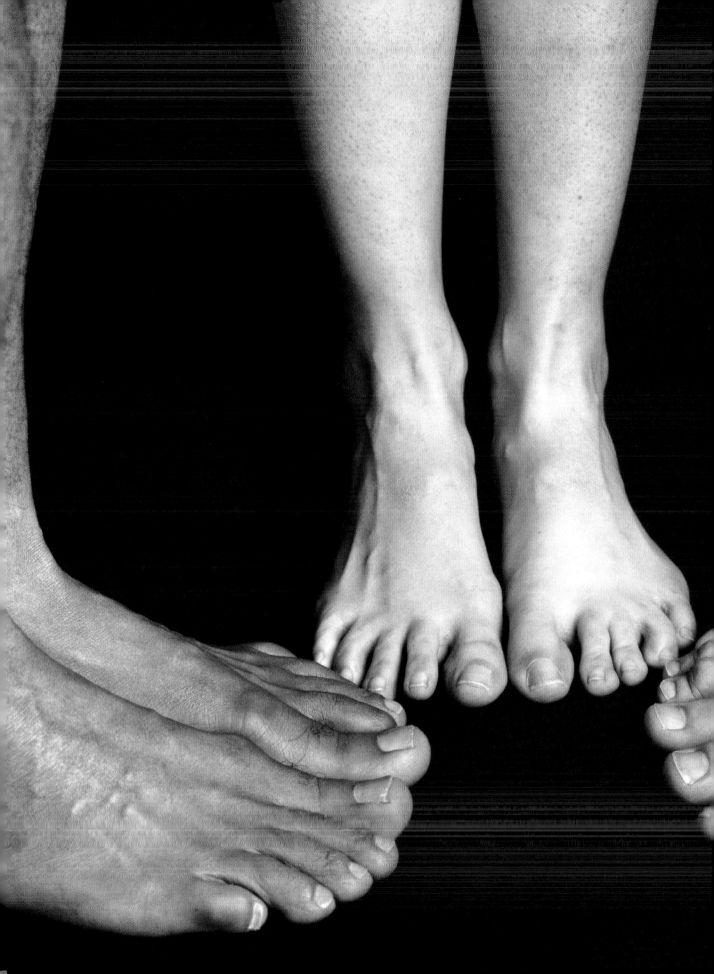

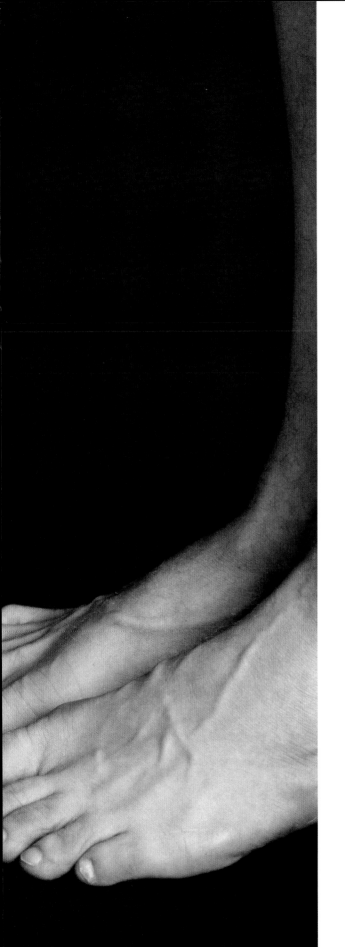

立位の
ポーズ

立位のポーズはダイナミックでエネルギーに満ち、ほかのポーズの基礎となるものです。ポーズを実践することで、骨格や筋肉からなる身体のさまざまな部位を知り、知性をもって各部位の機能を学び、意識を目ざめさせます。
立位のポーズで身体を強化し、スタミナを養い、決断力を高めていきましょう。

ターダアサナ｜直立のポーズ

このポーズを通して、私たちは正しい立ち方がどのようなものかを学びます。ポーズへの集中力を高めて、まっすぐ正しい姿勢で立つには、脚をどのように働かせたらよいのかを知るのです。立位のポーズはすべて、ターダアサナに始まり、ターダアサナに終わります。

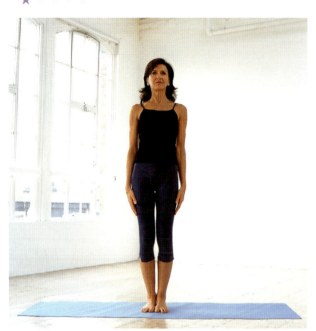

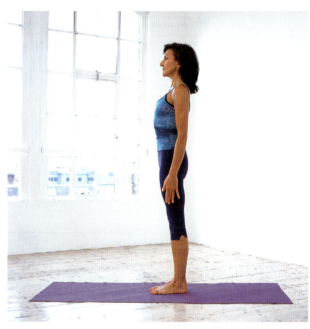

1 足をそろえて立ちます。両足の親指、足首とかかとの内側を合わせます。足の内側のへりを平行に保ったまま、足の裏全体へ均等に体重がかかるようにします。

膝をしっかり締めて持ち上げ、太ももの筋肉を引き上げることで、両脚を強く伸ばします。背骨が上にしっかり伸びて体の前面が上に伸びていくのを感じます。肩を後ろに回し、肩甲骨を身体の内側に入れて、胸を開きます。

2 腕を身体の両サイドに下ろして、手のひらは脚のほうへ向けます。

首を伸ばして顔をリラックスし、まっすぐ前を見ます。30〜60秒間ポーズをキープします。

実践のヒント（足）
- とてもシンプルですが、身体に対する意識やポーズをとることの難しさを教えてくれる、欠かすことのできないポーズです。次のポーズに入る前に、いつもこのポーズを完全にしてください。
- 足でしっかり床を踏みしめ、頭のてっぺんが天井へ引っ張られているのをイメージして身体を伸ばします。
- 背骨のライン上に頭を安定させて、首の側面と後ろ側を伸ばします。
- 恥骨からあごにかけて、身体の前側が開いているのを感じてください。
- 胸骨を前方に向けて張り出します。
- 身体が左右前後へ均等に伸びていくようにします。習慣的に身体を一方に傾けることは、疲れやストレスの原因となります。

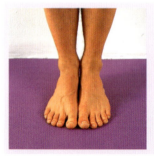

実践のヒント
- 両足の内側を平行にして、親指をそろえ、内くるぶしをつけるように立つことが大切です。かかとや足の裏全体に体重がかかるようにします。

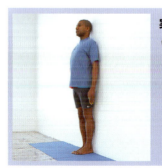

実践のバリエーション
- バランスを取るのが難しい場合は、壁に沿ってポーズを行うとよいでしょう。前や後ろに傾くことなく、まっすぐ立っていることを意識できます。

ブルックシャアサナ ｜ 木のポーズ

脚を調整し鍛えると同時に、ストレッチします。またバランスを学ぶことができます。
バランス系のポーズを定期的に実践することで、集中力が高まり、
筋肉が正常な状態へ近づき、心の落ち着きが増していきます。

★☆☆☆☆

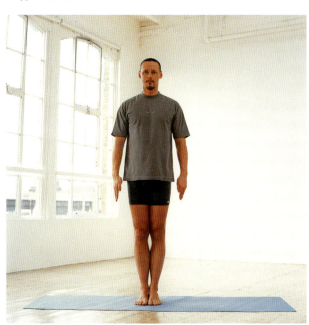

1 ターダアサナ（直立のポーズ）で立ちます。足をそろえて前方のどこか一点を見つめます。

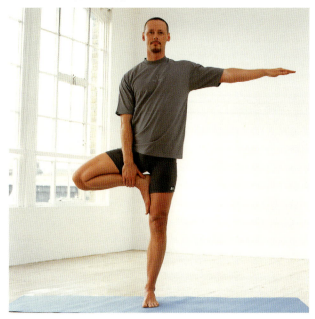

2 右膝を外側に曲げます。このとき左脚がぐらつかないように注意します。足首を持って右足の裏を左ももの内側に当て、つま先を床の方向へ向けます。曲げている右膝は、横からみて左脚と同じライン上にくるように後ろへ引きます。左脚はまっすぐのままです。

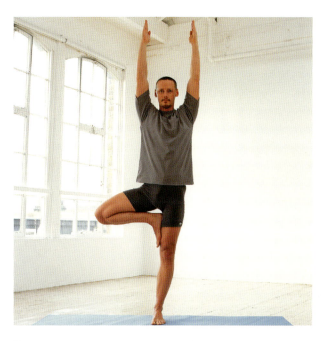

3 息を吸いながら、腕を頭の上に伸ばします。両手のひらは向かい合わせにします。ひじを曲げずに腕と胴をまっすぐ上に伸ばします。

手を離したやり方のほかに、手のひらを合わせる方法もあります。ひじは曲げずに行ってください。30〜60秒間ポーズをとります。息を吐いて腕と右脚を下ろし、反対側の脚でくり返します。

実践のヒント
- バランスを保つには、前方にある何かの中心に視線を集中させます。ブルックシャアサナ（木のポーズ）のようなバランス系のポーズは、長時間の集中力を養います。

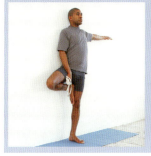

実践のバリエーション
- バランスをとるために、壁を使ってサポートする方法や、ヨガベルトを使って足を持ち上げる方法があります。
- 立っている足は、しっかり床に押し付けてください。
- 左脚はまっすぐに、曲がらないように気をつけます。

ウッティタ・トゥリコーナアサナ ｜ 三角形のポーズ

足を鍛え、腰を柔軟にして、背中の痛みを和らげていきます。
足の向きを変えるとき、腰も同じように回さないことが大切です。
右側からはじめ、終わったら左側でポーズをくり返します。

★

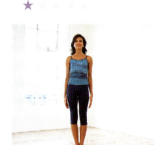
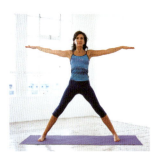

1 ターダアサナ（直立のポーズ）で立ちます。

2 深く息を吸いながら、ジャンプ*して両足を1〜1.2m開き、両腕を広げます。手のひらは床へ向けます（*背中にトラブルのある方はジャンプしないで足を開きます）。

左右の足は平行にして脚全体をまっすぐ伸ばし、膝を引き上げます。

ここでは読者の方が見やすいように左側からはじめ、左側の説明が先に来ていますが、原則的に右側からはじめます。

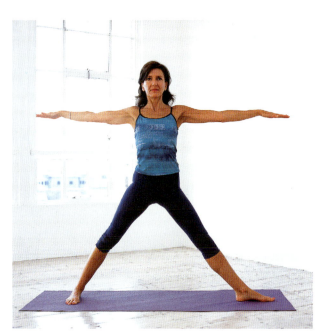

3 左足を90度回してマットと平行にします。右足は15度くらい内側に回します。左足のかかとが右足の土踏まず（アーチ）と同じラインにくるようにします。右足を内側に回したときは右脚全体を外側に、左足を外側に回したときは脚全体を左側に回して、左右の脚を反対側に回転させます。左膝は引き上げたまま、膝頭をつま先と同じ方向に向けます。

実践のバリエーション
- 最終的に手のひらが床につくことを目指します。手が届かないようであれば足首に置きます。それも辛いようであれば、ブリックを立てて左手の下に置きます。背骨を伸ばして、胸を天井に向けてしっかり広げます。
- 身体が少しかたい方は、背中を壁に沿わせて行うことでバランスがとりやすくなります。このとき、壁の横にブリックを置くとブリックが安定します。後ろの足を壁に押し付けて行う方法もあります。
- 頭を回したときに首に痛みを感じる人は、まっすぐ前を見るか、左足を見ます。

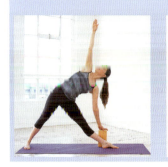
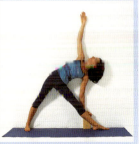

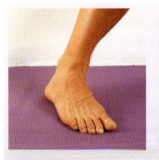
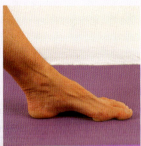

実践のヒント
- 後足は内側へ15度くらい回転させます。両足のすみをしっかり床に押し付けて、土踏まず（アーチ）を持ち上げます。
- つま先は前に、かかとは後ろに伸ばし、足の裏を長く伸ばします。

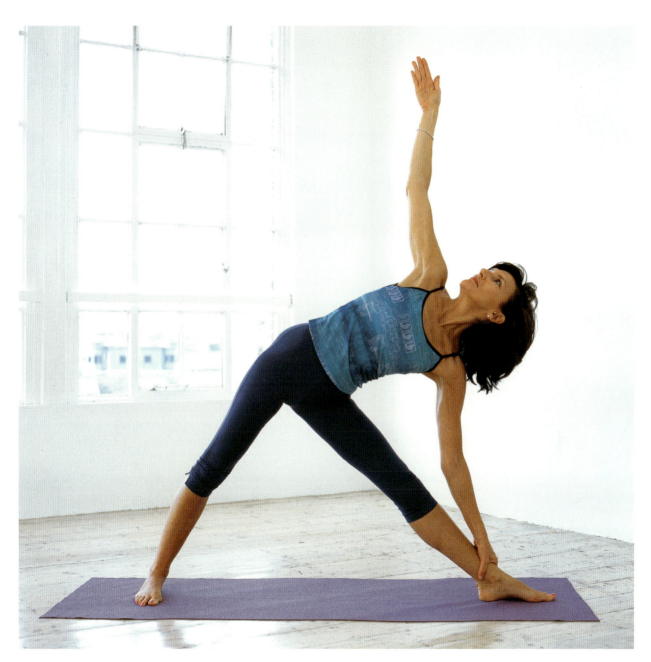

4 上体を引き上げて腕を遠くに伸ばします。息を吐きながら、さらに胴を横に伸ばします。左手で左足首を持ちます。

右手のひらを前に向けて、左手と一直線になるように右腕を上へ伸ばします。頭を回して右親指を見ます。

両腕をしっかり伸ばして、へそを前へ、そして上方へ向けていきます。

30〜40秒間ポーズをキープしたら、息を吸って身体を起こし、右足を外側に左足を内側に戻して反対側でポーズを行います。両側を終えたら、マットの中央でタダーサナ（直立のポーズ）に戻ります。

ウッティタ・パルシュワコーナアサナ ｜ 横角度に伸ばすポーズ

脚や背骨を鍛えると同時に、胸を開いていくポーズです。
胴の部分全体をねじることで、
内臓を刺激して、消化や毒素排出を促進します。

★★

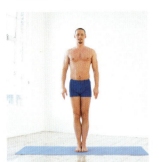 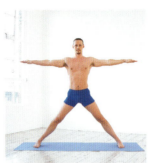

1 足をそろえてターダアサナ（直立のポーズ）で立ちます。

2 深く息を吸いながらジャンプして、または少しずつ両足を動かして、約1.3m開き、両腕を広げます。手のひらは床のほうへ向けます。右足は15度ほど内側に向け、左足は90度外側に向けます。手のひらを伸ばして、腕全体を肩の付け根から指先までしっかり伸ばします。両肩が耳に近づいていかないように、肩が上がらないようにします。

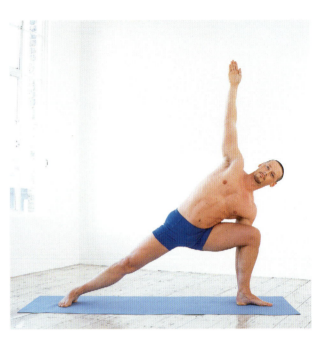

3 右足はしっかり伸ばして安定させたまま、左膝を90度に曲げます。左むこうずねを床と垂直に保ったまま、ももは床と平行にします。左足外側に左手を添わせ指先でマットを強く押して、息を吐きながら胴を斜めに伸ばします。右脚はしっかり伸ばして安定させます。そのために右足の外側のへりで強く床を押します。

実践のヒント
- 指導するポーズはすべて、右側からはじめ、その後に左側を続けて行ってください。
- 首が辛いようであれば、天井ではなく前方を見ます。
- 左脚（曲げた脚）のお尻は、左太ももの内側に向けて動かし、同時に左膝は少し後ろに引きます。このようにして脚の付け根を開きます。
- 上腕部が天井に向けて伸ばされると、胸は開き、引き上げられます。
- 後ろの足を15度ほど内側に向けて、土踏まず（アーチ）が前足と同一線上にくるように注意してください。

実践のバリエーション
- 左手の下にブリックを置くと胸がさらに開きます。
- 正しい姿勢でポーズを行うために、背中を壁に沿わせて行ってもよいでしょう。
- 後ろ足を壁に付けることで、ポーズを正しい角度で行うことができます。

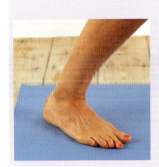 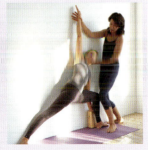 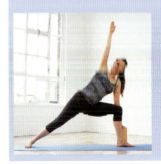 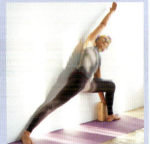

立位のポーズ

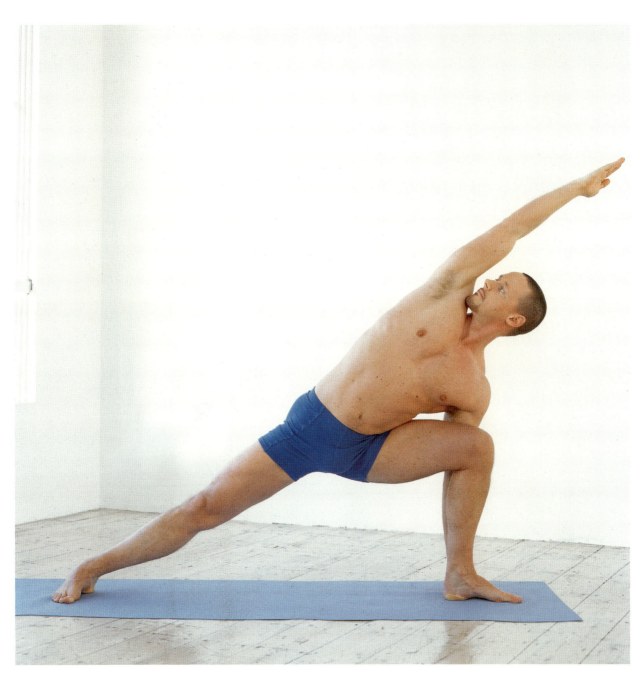

4 手のひらが床に向くように、右腕をかえしながら頭の上に持っていき、しっかり伸ばします。頭を回して天井を見ます。

指先まで腕全体をしっかり伸ばし、上体を十分に回転させて、正面を向くようにします。

普通に呼吸しながら30〜40秒間ポーズをとります。息を吸いながら起き上がり、両足先をを前に戻して、両手を腰にあてがい休みます。反対側も同様に行います。

ポーズを両側とも終えたら、ヨガマットの中央でターダアサナ(直立のポーズ)に戻ります。

ウィーラバッドゥラアサナ II | 英雄に捧げるポーズ II

脚を強くして、背中の筋肉を柔軟にし、腹部の筋肉を鍛えます。
英雄に捧げるポーズ II と呼ばれていますが、
英雄に捧げるポーズ I よりも難易度が低いため、先に行います。

★★

立位のポーズ

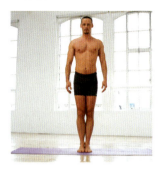
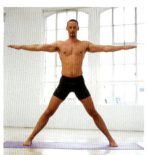

1 ターダアサナ（直立のポーズ）で立ちます。

2 深く息を吸いながらジャンプして、両足を1〜1.2m開き、両腕を水平に広げます。手のひらは床のほうへ向けます。

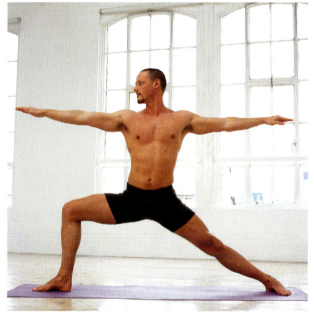

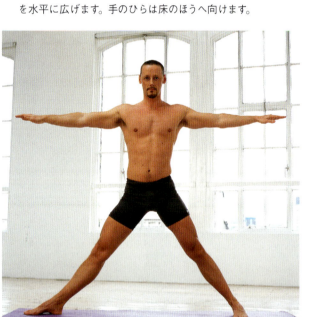

3 右足を外側に回して、左足は15度ほど内側に向けます。

4 息を吐きながら、上半身を腰から上に伸ばして、左脚をまっすぐ安定させたまま、右脚を90度曲げます。手のひらは床に向けて、両腕を左右に力強く伸ばします。胴を上に伸ばし、胸を開き、頭を回転させて右手の先を見ます。

上体が右に傾かないようにしながら、左手をさらに外側へ伸ばします。頭のてっぺんが天井に向けてまっすぐ上に引っ張られているのをイメージします。

胸を開き、顔をリラックスさせて、普通の呼吸を続けます。30〜40秒間ポーズを行ったら、息を吸いながら身体を起こします。足のつま先を前に戻し、反対側も同様に行います。両側ともポーズを終えたら、ターダアサナ（直立のポーズ）に戻ります。

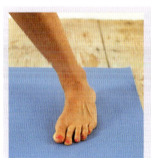

実践のヒント
- 後ろの足が、内側15度を向いているか確認してください。
- 後足をしっかり安定させるために、後足の外側のへりとかかとで、力強く床を踏みしめるようにします。

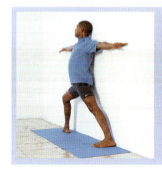

実践のバリエーション
- よりよい姿勢でポーズをとるために、背中を壁に沿わせて行う方法があります。
- 後足のかかとを壁に付け、後ろの手の指も壁に触れるようにして行う方法もあります。

ウィーラバッドゥラアサナ I ｜ 英雄に捧げるポーズ I

少し難易度の高いポーズですが、
胸がよく開いて、呼吸機能を高める効果があります。
同時に肩や背中、首のコリを和らげます。

★★★☆☆

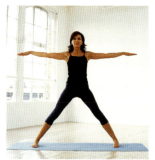
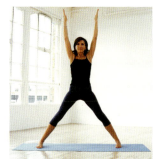

1 ターダアサナ（直立のポーズ）で立ちます。深く息を吸いながらジャンプするか、または少しずつ動かして、両足を1～1.2m開き、両腕を肩の高さまで上げます。

2 手のひらを上に向けて、ひじを伸ばしたまま腕を天井のほうへ持ち上げます。手のひらを向き合わせるようにします。腕を持ち上げるときに、背中に痛みを感じるようであれば、両手は腰の両側に置いたまま行います。

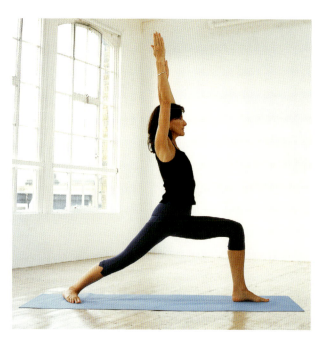

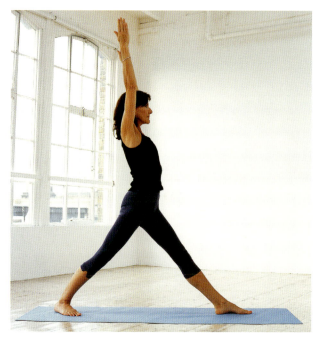

3 右足、そして脚全体を40度くらい回して、左足は90度外側に向けます。同時にお尻、上体、肩を左側に向けます。

上体の側面が平行になるようにします。左のお尻を少し後ろに引きながら、右のお尻を前に出して、左右が水平になるようにします。

4 息を吐きながら左脚を直角に曲げます。お尻の外側を持ち上げるようにして上体を引き上げます。肩甲骨を身体の内側に引き寄せて胸を開きます。あごを天井に向けて上を見ます。後脚を伸ばしたまま、左に回転させた上体、肩やお尻をそのままキープします。20～30秒間ポーズをとって、息を吐きながら脚を戻し、腕を下ろします。反対側も同様に行い両側が終わったら、ターダアサナ（直立のポーズ）に戻ります。

実践のヒント
- ポーズの間は呼吸を止めないでください。呼吸はエネルギーの源です。吸気、呼気をバランスよく行ってください。
- ポーズの間、背中の下部に不快感を覚えたら、手は腰に添えてください。

実践のバリエーション
- 後足を内側に40度入れるのが難しい場合は、かかとを壁に押し付けるか、またはフォームブロックを使ってかかとを上げてください。

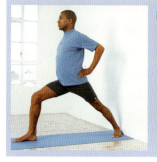

立位のポーズ

アルダ・チャンドゥラアサナ ｜ 半月のポーズ

脚を鍛えると同時に平衡感覚を養うポーズです。
集中力を高め、心の調和を促します。しっかり背骨を伸ばすことで、
バランスのとれた正しい姿勢へ導き、背中をしなやかにします。

★★★

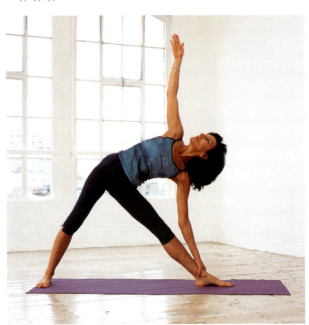

1 ターダアサナ（直立のポーズ）から、ウッティタ・トゥリコーナアサナ（三角形のポーズ）を行います。

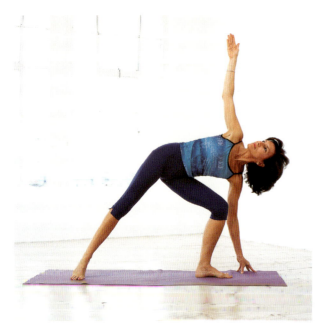

2 足を曲げて、左足の外側のライン上約30センチのところに左手の指を床につけます。左手でバランスをとりながら体重を左足に移動します。

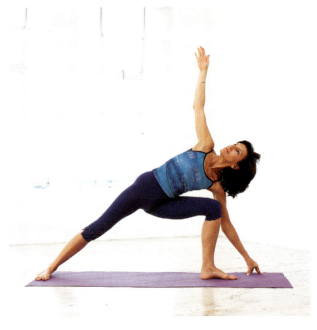

3 息を吐きながら右足を少しずつ左足に引き寄せます。左足をまっすぐ伸ばし右足を持ち上げます。

実践のヒント
- 軸足の上に上側（天井側）のお尻をのせるようにして、骨盤が開いた状態でしっかり立ちます。
- 首がかたい、あるいは辛い場合は、指先や天井を見上げるのではなく、前方正面を見ます。

実践のバリエーション
- バランスを保つのが難しい場合は、背中を壁に沿わせて行ってください。
- 左手の補助にはブリックを使います。
- 別の方法として、上げている足を、壁の出っ張りやイスの上にのせて支える方法もあります。足の高さを正しく保つためにブリックを使用します。

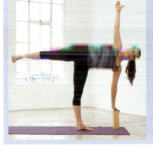
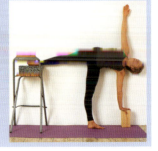

立位のポーズ

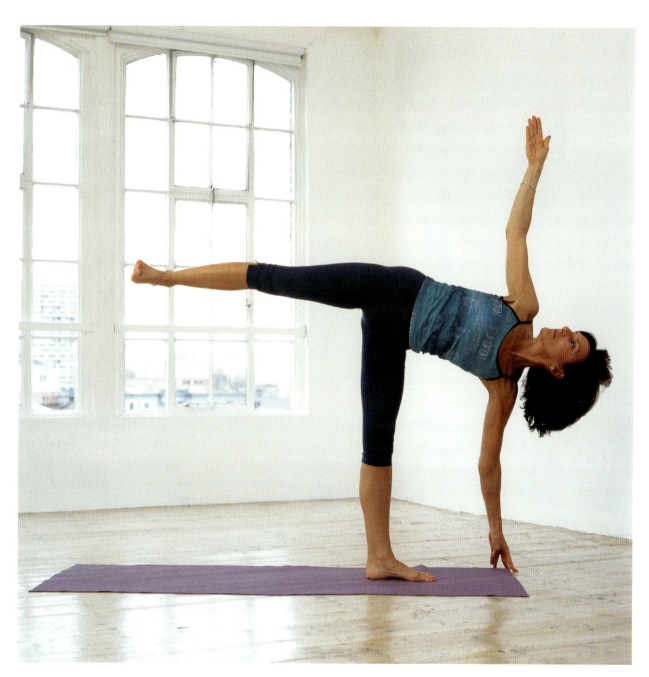

4 右足を持ち上げ、床と並行になるようにまっすぐ伸ばします。左足はぐらつかないように安定させて引き上げ、床と垂直に保ちます。

余裕があるようなら、左手と一直線になるように右手を伸ばして、天井に向けて引き上げます。

ゆっくり頭を右手のほうに回します。ウエストをねじって肋骨を上げ、胸を広げます。

普通の呼吸で20〜30秒間ポーズをキープしたら、起き上がって反対側も同様にくり返します。両側が終了したらターダアサナ（直立のポーズ）に戻ります。

ウッティタ・ハスタ・パーダーングシュタアサナ I & II ｜ 足をつかみ伸ばすポーズ I & II

脊椎の下部の筋肉を鍛え、脚も強くします。
片脚で立って足の親指を手でつかみ、脚を前と横に伸ばします。

★★

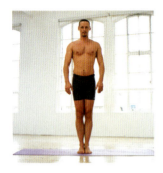 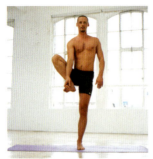

1 ターダアサナ（直立のポーズ）で立ちます。

2 右膝を曲げて、人差し指と中指で足の親指をつかみます。

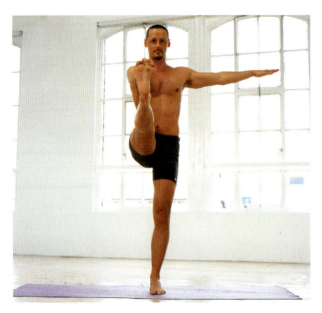

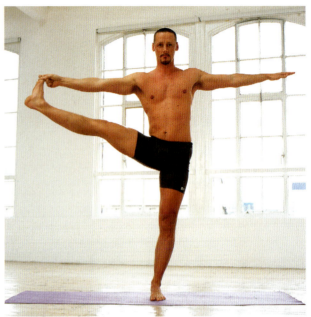

4 II は横に脚を伸ばすポーズです。まず、軸足のつま先はまっすぐ前に向けておき、サイドに曲げた右足の親指を持ち、ゆっくり横に向けて右脚を伸ばします。右膝頭は天井に向けてください。足をつかんでいる右手もまっすぐに伸ばし、背骨を上に引き伸ばします。左腕は真横に広げます。普通に呼吸をしながら前を見て、20～30秒間ポーズをとります。肩甲骨を背中に入れて胸を開き、上体を引き上げます。左脚はまっすぐ、しっかり安定させます。

3 I では右脚を前に伸ばします。上げている脚は膝を伸ばして上に向け、立っているほうの脚は床と垂直にします。

実践のヒント
- 右脚を持ち上げてまっすぐにしたとき、左脚（立っている脚）は動かないようにします。このとき左右のつま先は前に向けます。
- 上体は上げている脚に近づけるのでなく、まっすぐな姿勢を保ちます。もし上体が脚に近づいてしまう場合は、上げている脚を何かの上にのせてサポートします。
- バランス系のポーズは集中力と平衡感覚を高めます。

実践のバリエーション
- 太ももの筋肉がかたい人は、はじめは足をつかむのが難しいかもしれません。このような場合は足にヨガベルトをかけるか、椅子の上に足を置いてポーズを行ってください。

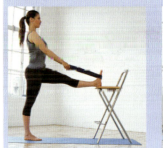 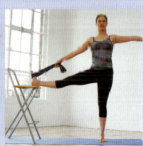

ウィーラバッドゥラアサナⅢ ｜ 英雄に捧げるポーズⅢ

英雄に捧げるポーズⅠを発展させたものです。
腹部と両脚の筋肉を強化し、脊椎を柔軟にします。
バランス感覚も高まります。心と身体、両方の機敏さを養います。

★★★★☆

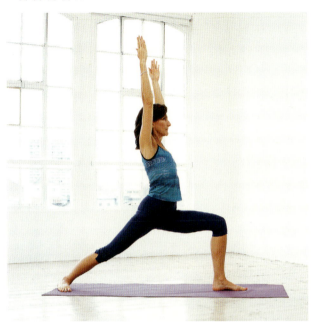

1 ウィーラバッドゥラアサナⅠ（英雄に捧げるポーズⅠ）を行います。

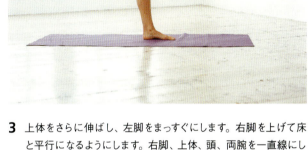

3 上体をさらに伸ばし、左脚をまっすぐにします。右脚を上げて床と平行になるようにします。右脚、上体、頭、両腕を一直線にして床と平行にします。手の指先と右足のかかとが、頭から離れていくように遠くへ伸ばしていきます。この状態で20〜30秒間ポーズをキープします。

右脚を床に下ろしながら左脚を曲げて、上体を起こし、ウィーラバッドゥラアサナⅠ（英雄に捧げるポーズⅠ）に戻ります。

反対側も同様にくり返してターダアサナ（直立のポーズ）に戻ります。

もしも腰のあたりが痛むようなら、上げた脚を何かで支えて、両手は椅子の上に置いてサポートします。首の後ろを縮めたり、緊張がないようにします。

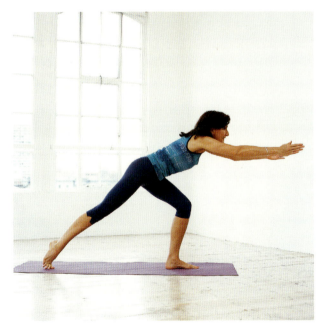

2 息を吐いて上体を伸ばし、両腕を左ももの上で前方へ伸ばします。

右のお尻を前に引くようにして、お尻の高さを水平に保ちます。

実践のバリエーション

- 伸ばした手の指先で壁を押し付ける、また椅子や壁の出っ張りを利用して休ませることで、背骨をさらに伸ばしていきます。
- お尻は水平に、上げた脚はまっすぐ伸ばすようにします。

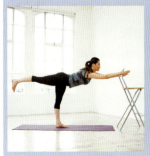

立位のポーズ

パリヴルッタ・トゥリコーナアサナ｜回転した三角形のポーズ

腰周辺の血液の流れを促すことによって、背柱の柔軟性を高めます。
同時に足腰を鍛えて、腹部の臓器を刺激し活性化します。

★★★★

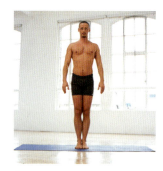 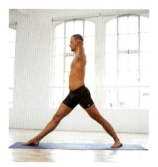

1 ターダアサナ（直立のポーズ）で立ち、息を吸いながら脚を開き、両腕を左右に伸ばします。

2 右足を外側に90度回して、左足を45度内側に入れます。息を吐きながら上体を回転させて右を向きます。

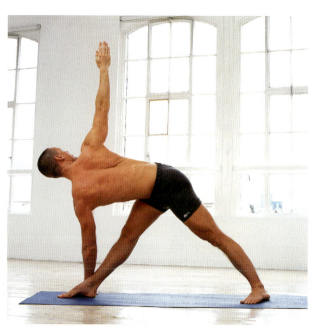

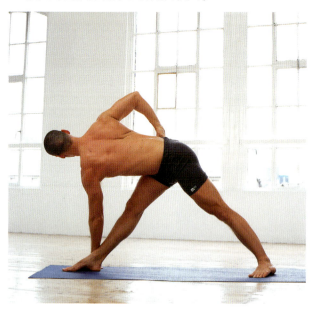

3 左腕を伸ばしながら右脚に近づけて、左手の指先を右足の外側に置きます。

4 上体を右に回し、右腕を肩の真上にくるようにして、上に向けて力強く伸ばします。背骨を伸ばして胸を開きます。頭の位置が尾骨の一直線上になるようにします。30〜40秒間ポーズをとります。息を吸いながら、上体を回転させてもとの位置に戻り、身体を起こします。反対側も同様にくり返したら、ターダアサナ（直立のポーズ）に戻ります。

実践のバリエーション
- 身体がかたい人は背中を壁に沿わせてポーズを行います。
- さらに背骨を伸ばすため、また胸を大きく天井に向けて開くために、右手の下にブリックを置いてポーズを行います。
- 後ろの足を壁に押し付けてポーズをとる方法もあります。
- 右足のかかとの下にフォームブロックを置くことで、胸がさらに回転します。

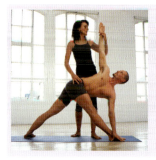

実践のヒント
- 左のお尻を上に持ち上げるとポーズが安定します。
- 見上げたときに頭と尾骨が一直線上にくることで、背骨がまっすぐに保たれます。

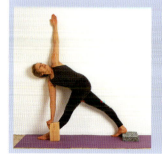 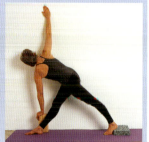

パリブルッタ・パールシュワコーナアサナ | 回転した横角度に伸ばすポーズ

パリブルッタ・トゥリコーナアサナ（回転した三角形のポーズ）を発展させた力強いポーズで、
たいへん高い効果を得ることができます。
腹部の臓器を圧縮することで消化が促進され、腸にたまった毒素の排出を促します。

★★★★★

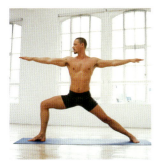
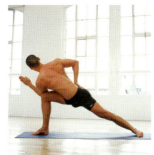

1 ウィーラバッドゥラアサナⅡ（英雄に捧げるポーズⅡ）と同様に、右脚を曲げて、両腕を大きく外へ広げます。手のひらは床に向けます。

2 上体、骨盤、腹部、胸を曲げた右脚の方へ回転させます。胴の左側が右太ももの上にくるようにして、左ひじを曲げて右膝の横に深くあてがいます。

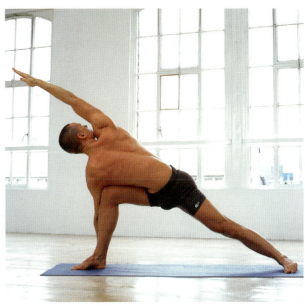

4 右手のひらを頭の方に向けて、腕が耳と同一線上にくるように頭の上で伸ばします。左脚は強くまっすぐ伸ばします。胸をさらに天井の方に向けて上を見ます。

そのまま20〜30秒間ポーズを行ったら、息を吸って左手を床から離して、上体を戻して起き上がります。反対側も同様にくり返して、タータアサナ（直立のポーズ）に戻ります。

実践のバリエーション
- 床と平行にポーズをとっていくために、下ろした手をブリックの上に置いて、後足のかかとの位置をフォームで高くします。
- 後ろ足のかかとを壁に押し付けて行う方法もあります。つま先は床につけたまま、かかとを壁に押し付けながら床から離します。
- とても激しいポーズですので、ポーズをとるのが辛い場合は、上げた手を腰のあたりにあててください。
- 誰かに伸ばした腕をサポートしてもらうのもよいでしょう。

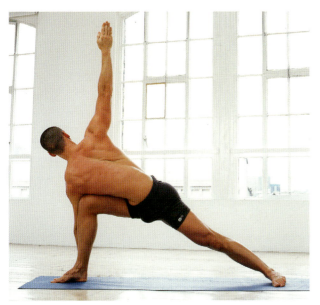

3 上体と胸をさらに回転させて、左手の指先を右足外側の床の上に置きます。右腕を天井に向けて上に伸ばします。

実践のヒント
- ポーズの間は後脚（左脚）をまっすぐ伸ばします。
- 右脚のむこうずねは床と垂直に保ちます。

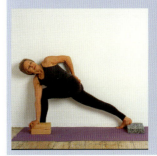
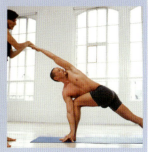

パールシュヴォッターナアサナ ｜ 横立ち前屈のポーズ

背中で合掌すると、首、肩、腕、ひじ、手首の動きがスムーズになります。
後屈して前屈を行うので、背骨やお尻の柔軟性が高まり、頭を下げた時に、頭の中が穏やかな状態になります。
腹部内臓の働きを強め、消化機能を高めます。

★★★

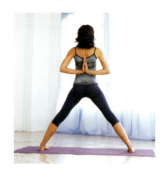
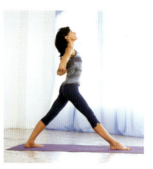

1 ターダアサナ（直立のポーズ）で立ち、身体の後ろで手を合わせます。息を吸ってジャンプするか、1〜1.2mに足幅を開きます。

2 左足を45度、右足を90度回転させます。腰、上体、肩を右側に回します。

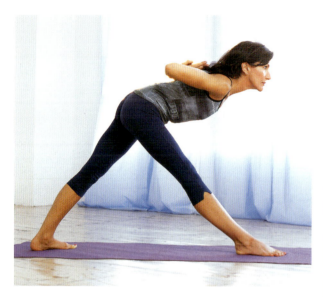

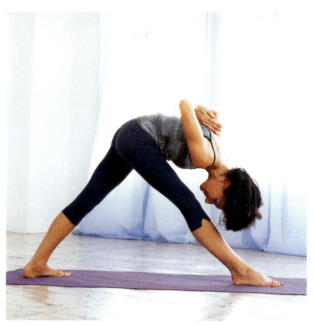

3 背骨を前に伸ばします。あごを天井へ向けるようにして、背中をへこませるくらい上を見上げます。

4 息を吐いて、頭を右足に近づけながら右脚の上に上体を倒します。両脚はまっすぐにしたまま、お尻の高さをそろえて、体重が両足に均等にかかるようにします。30〜40秒間ポーズを行ったら上体を起し、両足を前に向け、手をほどきます。反対側も同様にくり返し、終わったら、ターダアサナ（直立のポーズ）に戻ります。

実践のバリエーション
- ポーズが安定するまでは両手をウエストにあてて行います。出来るようになったら、手を床の上または前足の横に置きます。
- 全体重を前足にかけてはいけません。両方の足が同じ力で床を押すようにします。
- 背中が痛い場合は、上体を前に倒すときに、両手をそれぞれブリックの上にのせて、上体を伸ばしながらさらに倒していきます。

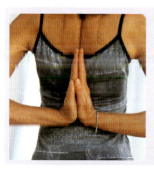

実践のヒント
- 手のひらは平らにして背中の後ろで合わせます。こうすることで手首と肩の柔軟性が高まります。両手を合わせることが難しい場合は、背中の後ろで両ひじをつかんでポーズを行ってください。

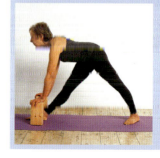
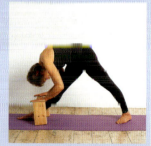

プラサーリタ・パードゥッターナアサナ ｜ 開脚立ち前屈のポーズ

通常、立位のポーズの終わりのパートで行います。
頭を下げることで上体や頭の血流がよくなり、身体と心を鎮めていくからです。
平穏な感情で満たされていきます。

★★★☆☆

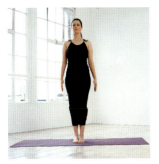
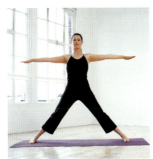

1 ターダアサナ（直立のポーズ）で立ちます。

2 息を吸ってジャンプするか、足を動かして、1.2〜1.5mの幅に足を開きます。左右のつま先の位置が同じにラインにくるように、また足が平行になるようにします。

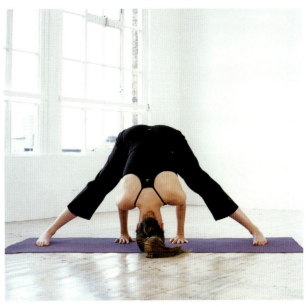

4 ひじを曲げて上体を倒して、頭のてっぺんを床につけるようにします。床のより近くで頭を休めるよう肩を上げます。普通の呼吸で20〜30秒間ポーズを行ったら、息を吸いながら頭と上体を上げて、背中をくぼませます。両手を腰のあたりにもっていき、ターダアサナ（直立のポーズ）へ戻ります。

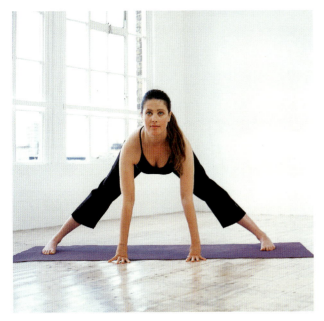

3 膝とももの筋肉を引き上げて脚をまっすぐにします。息を吐きながら上体をお尻から前に倒し、背筋をまっすぐにします。

肩を開き、指先が両肩の真下にくるように床に着けます。

腕をまっすぐにして、両脚を伸ばし、上体も前へ伸ばしていきます。背骨がへこむくらい、恥骨からあごまで身体の前面を伸ばしながら顔を上げます。

実践のヒント
- 内ももの筋肉をそれぞれ引き離すようにします。内側の太ももの筋肉を外側に回していくようなイメージで行います。
- 両足の外側のへりを床に押し付けます。くるぶしを突き出さないように気をつけてください。
- 上体を前に倒しているときも、両脚は必ず天井に向けて伸ばし上げるようにします。
- このポーズで太ももの後ろの筋肉をしっかりストレッチします。

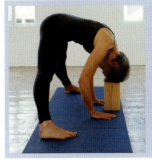

実践のバリエーション
- 両手が床につかない場合は、ブリックを使ってサポートします。
- 頭が床につかない場合は、頭のてっぺんをブリックの上に置きます。

ウッターナアサナ I | 立ち前屈のポーズ

頭を下げることで腹部の臓器がととのえられ、
また脳に血液がいきわたることで脳細胞が鎮められます。疲労も軽減します。

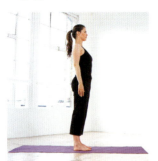
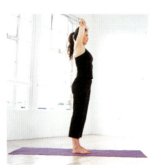

1 足を30センチほど開いてターダアサナ（直立のポーズ）で立ちます。足の内側のへりを平行にして足先の位置をそろえます。両脚と両膝をまっすぐにします。

2 右手で左ひじを、左手で右ひじを抱えて、息を吸いながら抱えた腕を耳の延長線上、頭の上に持ってきます。身体全体を引き上げます。

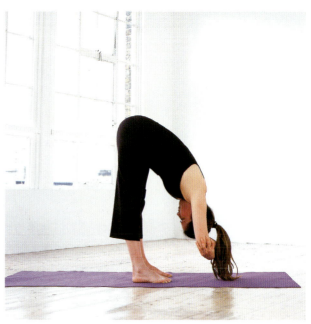

4 脚をまっすぐにしたまま上体をさらに前に倒し、上体と腕を床に近づけていきます。息を吸って上体を起こし、両手をひじから放して、ターダアサナ（直立のポーズ）に戻ります。

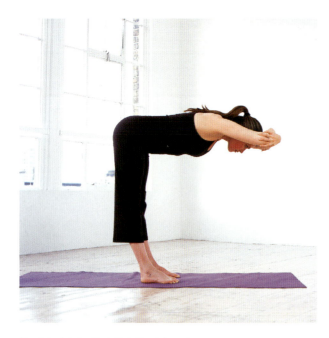

3 息を吐きながら上体を前に倒します。

実践のヒント
- 両膝を引き上げて両脚を強く保ちますが、前屈するときはリラックスして行います。頭を下にして休んでいるときは重力に任せて楽にします。

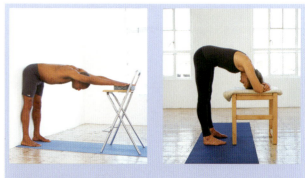

実践のバリエーション
- 身体がかたい、背中やももの後ろに痛みを感じる場合は、補助を使って前屈を行います。上体をお尻の高さまで倒して背骨は前に伸ばします。椅子にブランケットを敷き柔らかくして、その上に頭を乗せて行います。
- 頭を床に向けて下げたときに、背中に違和感があるようならば、両足の幅をさらに広げて、足先を少し内側に向けます。
- 背骨を長く伸ばし、また腰を保護するために、両脚を力強く上に伸ばします。

パーダーングシュタアサナ｜足をつかみ前屈するポーズ

脚を鍛えて、背骨を柔軟にしていきます。
同時に腹部の臓器を活性化して、ととのえていくことで、消化力を高めます。
つま先に手が届かない場合は足首を持って行います。

★★★☆☆

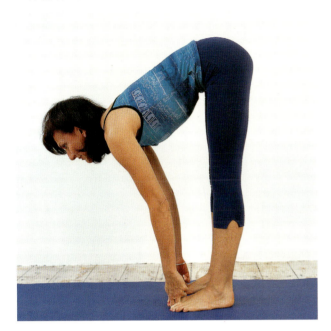

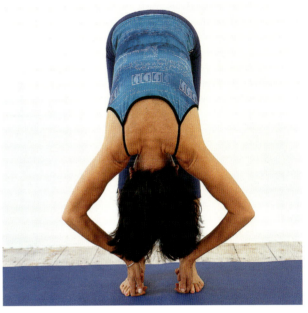

1 足を30センチほど開いてターダアサナ（直立のポーズ）で立ちます。上体を前に、そして下に倒していき、手の親指と中指・人差し指で足の親指をつかみます。両脚は上に伸ばして上体は床の方へ下げていきます。息を吸って腕を伸ばし、背中をへこますようにして、胸を引き上げ前を見ます。

3 息を吐くたび、つま先を引っぱりながらさらに前屈して、頭を足に近づけていきます。20〜30秒間ポーズを行ったら息を吸いながら上体を起こして、ターダアサナ（直立のポーズ）に戻ります。

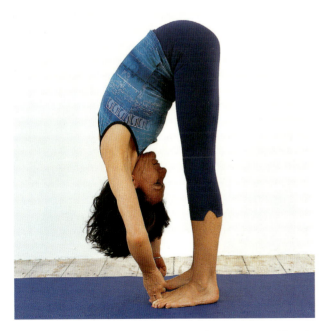

2 息を吐いてひじを外側に曲げて、上体を拡張しながら下へ倒します。

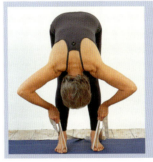

実践のヒント
- 手が足に届かない場合は、足の親指に2本のヨガベルトをかけて行うか、手をブリックの上にのせます。
- 背中に痛みを感じるようであれば、足の幅を少し広げて、つま先を内側に入れます。

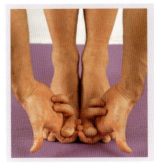

実践のバリエーション
- 両手の中指と人差し指を使い、足の親指をしっかり包み込むようにします。てこの原理を使って上体を下げます。息を吐くごとにポーズを深めていきます。

ガルダアサナ｜鷲のポーズ

足首と肩を柔軟にするバランスのポーズで、ふくらはぎの筋肉の痙攣を防ぎます。
集中力、そしてバランス感覚も養われます。

★★

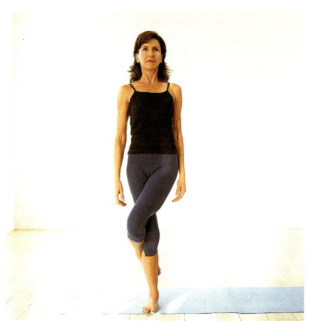
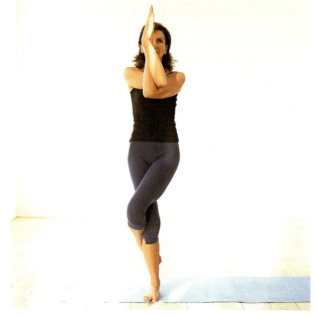

1 ターダアサナ（直立のポーズ）で立ちます。息を吐きながら右膝を少し曲げて、左脚をクロスして膝を右ももの上にもってきます。左のすねを右ふくらはぎの後ろに回し、左足先を右ふくらはぎの筋肉に引っ掛けるようにします。

右足の指先を広げて、つま先とかかとに均等に体重がかかるようにして、右脚でバランスをとります。お尻の位置を同じ高さにそろえて、顔は前に向けます。膝が痛い場合は、ターダアサナ（直立のポーズ）で立ち、手だけでポーズを行ってください。

はじめてガルダアサナ（鷲のポーズ）をとる場合は、手と脚の動きを別々に行います。徐々に2つの動きを合わせていきます。

2 両ひじを曲げ、親指を顔の前にもってきて、両ひじの高さを肩の位置まで上げていきます。右ひじを左手の上にして、前腕をからめて、手のひらを合わせます。

15〜20秒間ポーズを行ったら、腕と脚をほどいてターダアサナ（直立のポーズ）に戻ります。右太ももを左脚にかけて、左ひじを右手にかけ、反対側を行います。

実践のバリエーション
- 背中を壁にもたせかけてポーズを行うと、バランスがとりやすくなります。
- 脚だけ練習するときは、手の指先を壁に付けて行うとまっすぐに立つことができます。
- ポーズの完成形では、両膝頭を前に向けて、上体はまっすぐ上方に伸ばします。

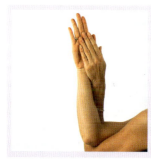

実践のヒント
- 右腕を左腕にかけて手のひらを合わせます。
- バランスをとるのが難しいときは、前にあるモノやどこか一点を見つめて、視点を動かさないようにします。

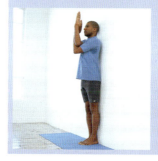
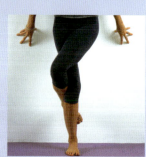

ウットゥカータアサナ ｜ 椅子のポーズ

椅子に座ったような姿勢で行うポーズです。
肩こりを軽減して、足首を柔軟にし、脚の筋肉を鍛えます。
腹部内臓の働きや背骨をととのえて、胸を完全に広げていきます。

★★☆☆☆

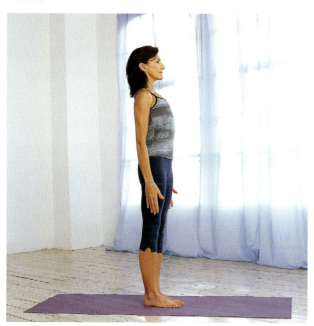

1 ターダアサナ（直立のポーズ）で立ちます。足をそろえて胸を持ち上げ、肩はラクにしておきます。

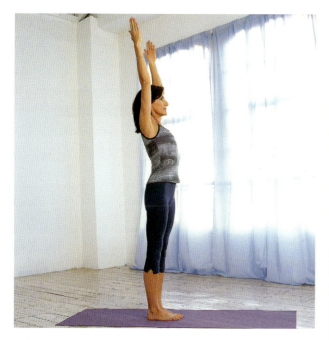

2 息を吸って腕を天井に向けて上げ、両手のひらを内側に向けます。ひじを伸ばして指先も上に伸ばします。

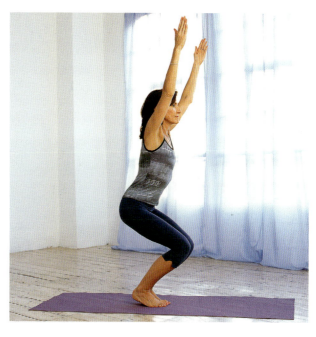

3 息を吐きながら、椅子に腰をかけるように膝を曲げて上体を落とします。

両膝を曲げてかかとを床に押し、足首の関節を強く曲げます。お尻を下ろして、腕は力強く上に伸ばします。胸は出来る限り後ろに引きます。腕が伸ばせるようであれば、両手のひらを合わせます。

実践のヒント
- 足首を深く曲げて膝を合わせます。
- 腰から上体を上に引き伸ばしながら、太ももは床に近づけます。
- 上体は前に傾きますが、できる限り後ろに引いて、床と垂直な状態へ近づけていきます。

実践のバリエーション

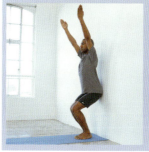

- はじめは壁を使ってポーズを行うとバランスがとりやすくなります。このポーズを日々行うことで、肩や足首のこりが軽減し、脚や背筋が鍛えられます。

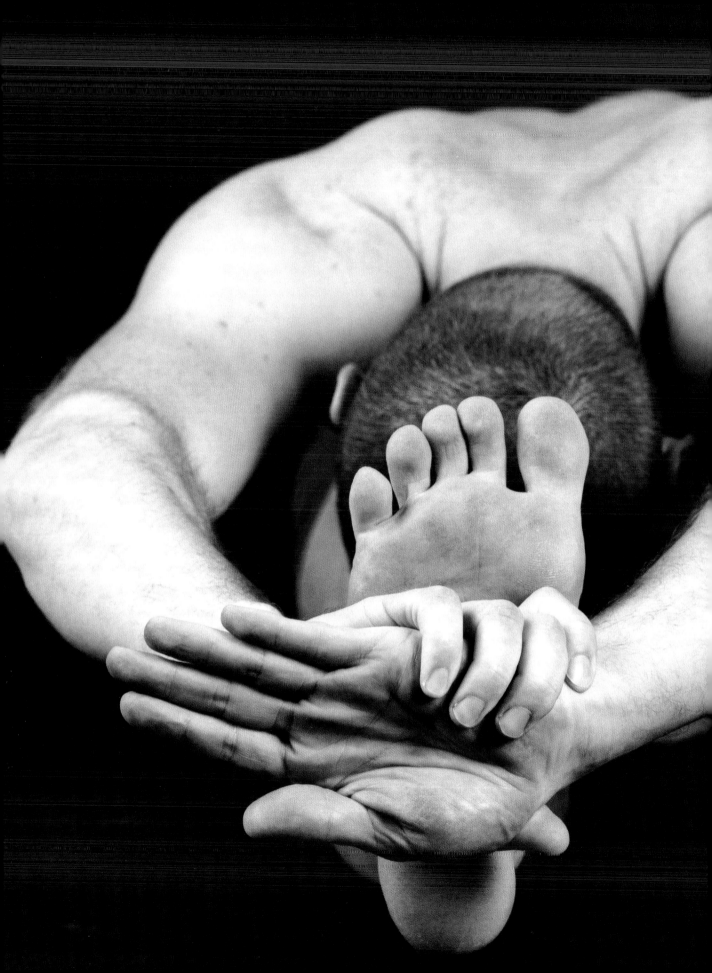

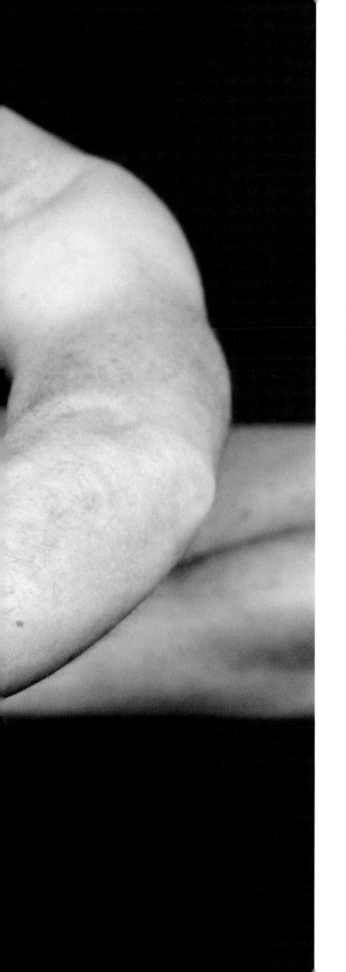

座位の
ポーズ

座位のポーズは、膝や足首、お尻の柔軟性を高めます。横隔膜と喉の緊張を和らげることで、呼吸がなめらかになります。背骨が安定し、頭のなかが穏やかになり、そして心の筋肉もストレッチすることができるのです。

スカアサナ｜あぐらのポーズ

膝と足首を柔軟にし、腰や腹部の血液の循環をよくすることで、腹部の臓器に活力を与えるポーズです。
背骨をまっすぐに立てて座ることで、心が研ぎ澄まされた状態に保たれます。

★

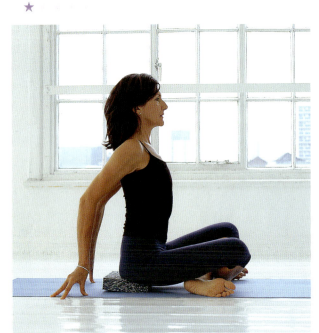

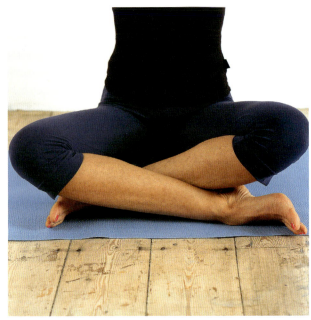

1 フォームの上に座り、脚をクロスさせます。右太ももの下に左足を置きます。うしろに置いた手の指先で床を押すようにして上体を伸ばします。

3 30〜60秒間ポーズをとった後、逆の脚を前にして脚を組み替えます。先ほどと同様に背骨をまっすぐ伸ばし、両手を膝の上にのせます。

脚の付け根を柔らかくすると膝が床に近づきます。身体の前に置くのはすねになります。クロスするのは足首でなく、すねです。交差したポイントが体の中心にくるようにします。

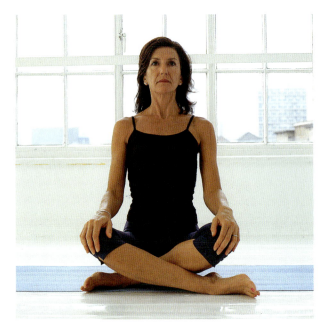

2 背骨をまっすぐ伸ばし、肩を後ろに回し、胸を広げます。背骨を伸ばしたまま、両手を膝の上に軽くのせます。

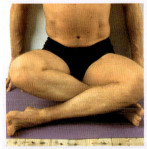

実践のヒント
- このポーズは背中を壁につけて行うと背骨がまっすぐに伸びます。
- お尻を両側に開くことによって、ポーズの土台を広げることができます。

ウィーラアサナ ｜ 割り座のポーズ

つま先と足首、膝を伸ばすポーズです。脚の痙攣を和らげ、
また消化不良など胃弱にも効果的です。正しく両脚を平らにすることで脚の不快感を軽減します。

★★☆☆☆

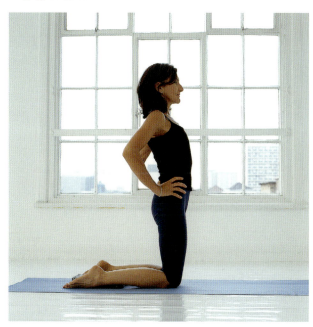

1 そろえた膝をヨガマットまたはブランケットの上におき、脚を腰幅に開きます。つま先はまっすぐ後ろに向けてください。

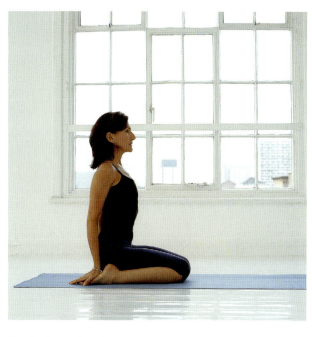

3 手の先を足先に向けて、両手のひらを足の裏にあてます。上体を伸ばします。肩甲骨を身体の中に入れて胸を持ち上げ、背筋を伸ばします。

1〜2分間静止します。ポーズをといて脚を伸ばします。

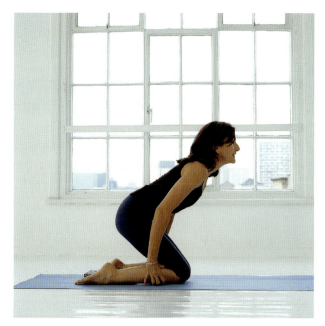

2 両手でふくらはぎの筋肉を外側に回し、脚の間に座ります。お尻を床におろして安定しない場合は、フォームか畳んだブランケットを臀部の下に敷き、位置を高くして座ります。

実践のバリエーション
- フォームブロックの端に座るか、2個使うことで、膝の痛みを和らげます。
- つま先が痛い場合は、丸めたブランケットの上につま先をのせます。
- どうしても膝が辛い場合は、ももとふくらはぎの間に畳んだブランケットを挟み込みます。

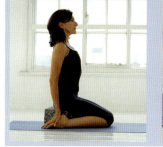 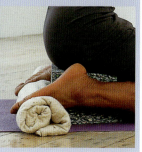

座位のポーズ

パールワタアサナ │ 山のポーズ

ウィーラアサナ（割り座のポーズ）で座っていますが、スカアサナ（あぐらのポーズ）で行うこともあります。
手を組んで腕を伸ばすことで肩の関節を動かし、胸の筋肉を鍛えます。
腕を上げたときに、内臓は引き寄せられて、胸は上がり開いていきます。

★★

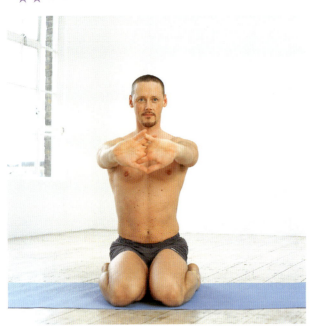

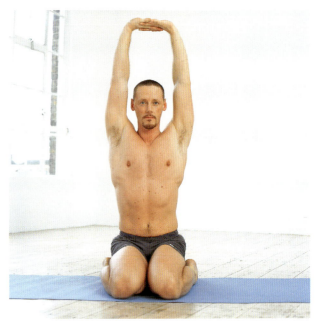

1 ウィーラアサナ（割り座のポーズ）で座り、右手の人差し指を左人差し指にのせるようにして手を組みます。

手のひらを外側に返して、ひじが曲がらないように腕を前へ伸ばします。

2 ひじをまっすぐにして両腕を上に伸ばします。腕の上部は耳の横にくるように、また手のひらは天井へ向けます。

腰が反りすぎないようにします。上体を伸ばして両腕を力強く上に伸ばします。30～60秒間ポーズをとります。今度は左人差し指を右にのせるように手を組んでポーズを行います。

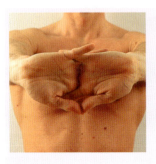
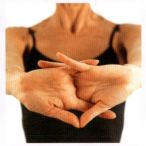

実践のヒント
- 指の根元からしっかり手を組みます。腕を上に伸ばすとき、指が外れないようにします。
- ポーズの半分で手を組み替え、それぞれ同じ長さ行います。

実践のバリエーション
- 肩がかたくて両手を組むことが難しい場合は、ヨガベルトを使います。練習をしていくうちに、肩のコリが解消されます。
- 足先が痛い場合は、畳んだブランケットを下に敷いてください。

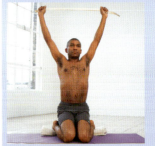
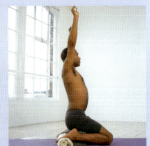

アドー・ムカ・ウィーラアサナ ｜ 割り座前屈のポーズ

脳を鎮めて穏やかにし、同時に身体を休めていきます。
背骨を伸ばすことで背中や首の痛みの症状を改善し、疲労や頭痛が和らいでいきます。

★★☆☆☆

1 膝をヨガマットまたはブランケットの上に置きます。親指をそろえて、膝はお尻の幅に開きます。

臀部をかかとの上にのせて座ります。お尻がかかとに届かない場合は、畳んだブランケットをかかとの上にのせてサポートします。

お尻をかかとに落としたら、上体を前に伸ばして額を床につけます。両腕と上体の側面を前に伸ばし、手のひらを床につけます。膝が離れすぎないように注意してください。

実践のヒント
- 尾骨のあたりにかかとがあたるようにします。かかとにつかない場合は、臀部とかかとの間にフォームまたはブランケットを入れます。
- 額が床につかない場合は、フォームか畳んだブランケットの上に額をのせます。

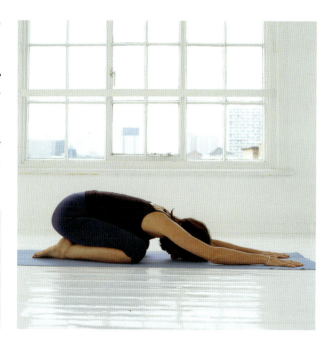

ダンダアサナ ｜ 丸太のポーズ

座位と前屈のポーズを行う上で、基礎となるポーズです。
まっすぐな座り方や背骨を伸ばす方法を教えてくれます。

★☆☆☆☆

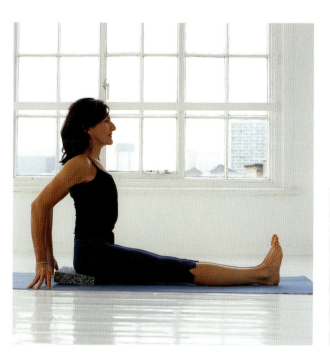

1 両脚を前に伸ばしてフォームまたは畳んだブランケットの上に座ります。両脚をそろえます。太ももと膝に力を入れ、かかとは前に押し出して、つま先は天井へ向けます。指先をお尻のうしろに置いたら、床を押して上体を伸ばします。腰が反りすぎないよう注意してください。肩を後ろに回して胸を開きます。前を見て、目をリラックスさせます。肩は耳から離して、肩甲骨を身体の前面に近づけるように意識してポーズをとります。

慣れてきたらサポートなしで行います。

実践のヒント
- 頭が背骨の中心へくるようにバランスをとります。
- 胸郭を開きます。
- 脚の裏面を床に押し付けるようにします。足先を上に向けたまま、かかとの内側が身体から離れるように伸ばします。

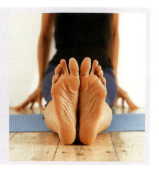

ゴームカアサナ ｜ 牛の顔のポーズ

胸を開いて肩を柔軟にします。
背骨を強く上に伸ばしたときに、肩の関節が柔らかくなって筋肉が完全に伸ばされます。
また手首の柔軟性も高まります。

★★

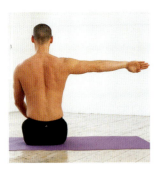
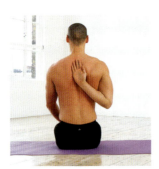

1 スカアサナ（あぐらのポーズ）またはウィーラアサナ（割り座のポーズ）で座り、右腕を伸ばします。

2 右腕を曲げて背中の後ろへ回し、手のひらを外側にして、手の甲を背中につけます。

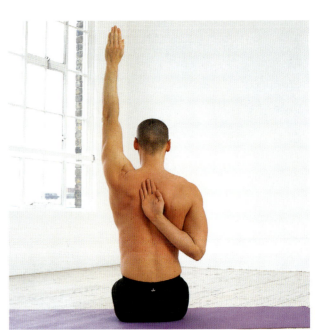

4 左腕を上げて手のひらを後ろに返し、ひじを曲げます。手のひらを首筋の下へもっていって、右手と組みます。

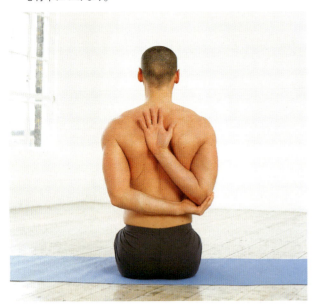

3 左手を使って右ひじを上体に引き寄せ、右手を背中のさらに上へもっていきます。

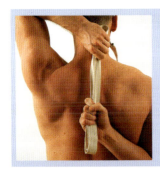

実践のバリエーション
- 左右の手が届かないときは、ヨガベルトを使って行います。
- 胴の左右は同じ長さになるようにして、頭をまっすぐにして、視線の高さを一定に保ちます。腰が反ってしまわないように注意します。

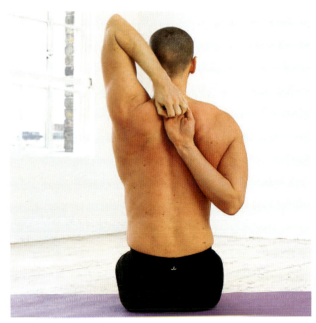

5 右肩を後ろに回して、左ひじを天井の方へ伸ばします。上体を引き上げて、まっすぐ前を見ます。30～60秒間ポーズを行ったら、反対側で繰り返します。

バッダ・コーナアサナ ｜ 合せきのポーズ

膝とお尻を柔軟に保ち、骨盤、腹部、腰を刺激して、腎臓の働きをととのえます。
膀胱と子宮の機能を高めて、前立腺を健やかに保ちます。坐骨の痛みも軽減します。

★☆☆☆☆

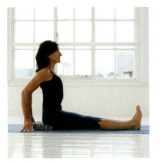
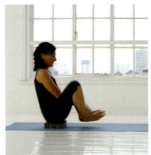

1 お尻の下に畳んだブランケットかブリックを置いて、ダンダアサナ（丸太のポーズ）で座ります。

2 膝を外側に向けて脚を曲げ、手を使ってかかとを足の付け根までもってきます。

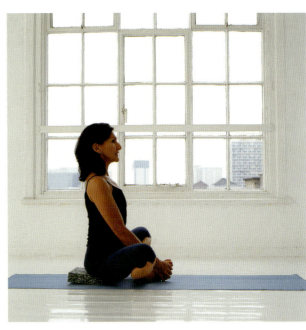

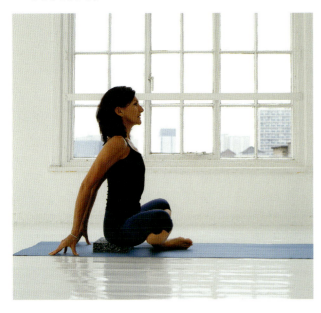

3 指先をお尻脇の床の上に置いて上体を引き上げます。肩を後ろに回して胸を開きます。

4 足の裏を合わせて、背骨をしっかり伸ばし、胸を開いて足首を持ちます。

腰を反らさないように肩を後ろに回して、床のほうに下ろすよう意識します。

30〜60秒間そのままポーズをとります。足首を楽にしてダンダアサナ（丸太のポーズ）に戻ります。

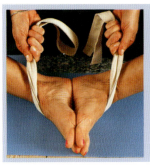

実践のバリエーション
- 足首を抱えられない場合は、ヨガベルトを使います。
- まっすぐに座るのが難しい人は、背を壁につけて座ります。
- 鼠蹊部を楽にするために、膝の下にサポートを置きます。

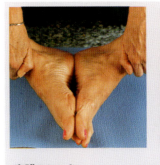
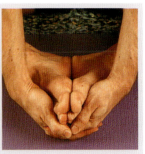

実践のヒント
- 足を引いて、できるだけ鼠蹊部に近づけます。
- 最終的にポーズは、両手で足先をもち、座骨からしっかり背骨を伸ばして完成します。

ウパヴィシュタコーナアサナ ｜ 開脚のポーズ

脚の裏面をストレッチし、骨盤周辺の血行をよくします。
膀胱や子宮を安定させるための筋肉を強くし、
股関節を柔らかくして、坐骨神経痛の症状を和らげます。

★★★

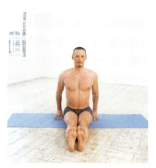 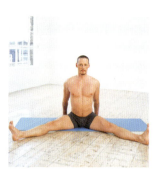

1. サポートなしで、ヨガマットまたはブランケットにダンダアサナ（丸太のポーズ）で座ります。

2. まず片脚を外に開いて、その後にもう片方の脚を開きます。両脚の幅を広くとります。脚の方向を調整し、膝、太もも、足先のそれぞれの中心が天井に向くようにします。指先をお尻の後ろに置いて床を押し、背骨を伸ばして上体を引き上げます。

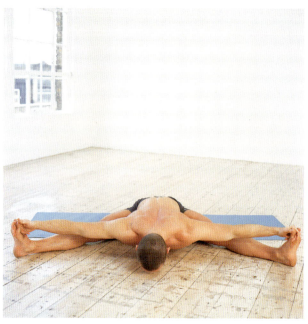

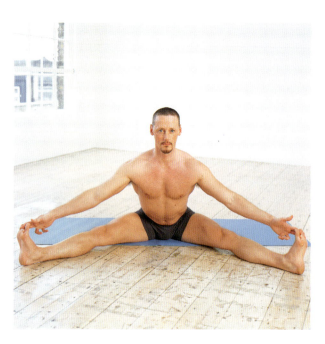

4. 息を吐きながら身体を前に倒します。背骨はまっすぐにしたまま上体を床に沿わせて、胸をできるだけ床に近づけていきます。普通の呼吸を続けます。

30〜60秒間ポーズを行ったらダンダアサナ（丸太のポーズ）に戻ります。

実践のヒント

- 壁にもたせかけて座り背中をサポートします。
- 壁のそばにブリックを置いて、その上に座るとさらにポーズがとりやすくなります。
- 手が足に届かない場合は、ヨガベルトを使って足をとります。

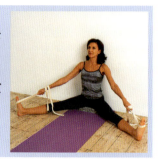

3. 背骨はまっすぐにしたまま、人差し指と中指で足の親指をつかみ引き寄せます。ヨガベルトをそれぞれの足に引っ掛けて行う方法もあります。ヨガベルトはできるだけ足の近くで持ってください。

背中をくぼませ胸を開きながら、背骨を伸ばします。顔を上げます。

実践のバリエーション

- 足が外側に回転しないように、つま先はまっすぐ上を向けます。
- かかとの内側の部分を身体から離すように伸ばします。
- 脚の裏面を床へ押し付けるようにして、膝頭は上に向けます。

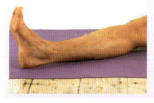

パリプールナ・ナーヴァアサナ｜舟のポーズ

腹部の血行をよくして腹筋を鍛えていきます。
消化力を高め、背筋力も鍛えるので、腰の痛みを和らげます。
甲状腺も刺激していきます。

★★☆☆☆

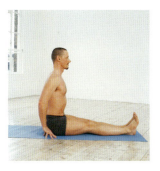
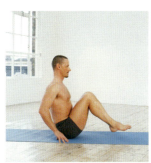

1 サポートなしで、ヨガマットまたはブランケットにダンダアサナ（丸太のポーズ）で座ります。お尻の横、床の上に手を置きます。

2 上体を少し後ろに倒して、膝を曲げて脚を持ち上げ、前に伸ばしていきます。

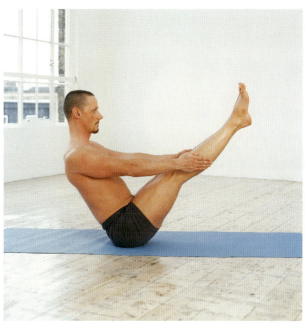

4 両腕を床と平行に、手のひらは内側を向けて、まっすぐ前に伸ばします。

背骨はまっすぐに保ち、身体の内側に入れるようにして、上体が崩れないようにします。胸は開いた状態を保ちます。

まっすぐに前を見て、頭と首に余分な力がかからないようにします。ポーズをとっている間、目の周辺が緊張したり、息を止めてしまいがちですが、呼吸は必ず続けてください。

30〜60秒間ポーズをとったら、息を吐いてダンダアサナ（丸太のポーズ）に戻ります。

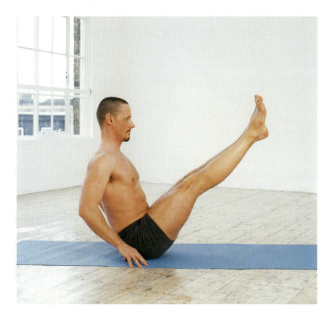

3 膝と太ももを引き上げて両脚をまっすぐにします。座骨でバランスをとります。両脚が頭より上の位置にくるように、60度の高さに上げます。

実践のヒント
- 背中の筋肉ではなく、腹部と両脚の筋肉でバランスを保ちます。
- 腰が落ちてバランスを崩さないように注意します。身体の内側に入れて、引き上げるようにします。
- 脚の裏面は力強く伸ばします。

実践のバリエーション
- 座骨でバランスがとりにくい場合は、両手を床につくか、上げた脚を壁で支えます。
- 背中に痛みを感じるようならば、両膝を曲げて行います。

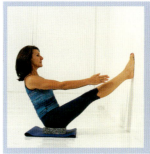

アルダ・ナーヴァアサナ｜小舟のポーズ

このポーズとパリプールナ・ナーヴァアサナ（舟のポーズ）の違いは脚を上げる高さです。
このポーズでは脚の位置が低くなります。
肝臓、膀胱、脾臓をととのえて、背筋力を鍛えていきます。

★★

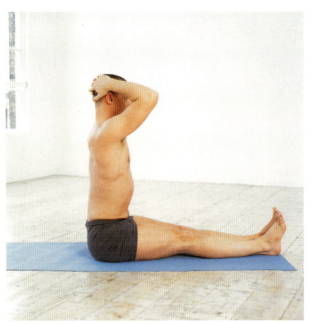

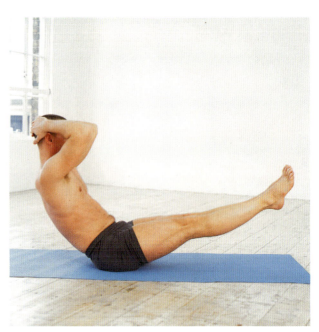

1. ダンダアサナ（丸太のポーズ）で、ヨガマットまたはブランケットの上に座ります。お尻の横、床の上に手を置きます。

   手を組んでちょうど首の上、頭の後ろに持っていきます。ひじを少し内側に入れて、腕が半円を描くようにします。

2. 息を吐きながら上体を少し後ろに倒すのと同時に、脚を床から30度の位置まで持ち上げます。膝と太ももは引き上げたまま、脚の裏面はかかとの方へ伸ばし、脚の高さを頭の位置までもってきます。

   座骨で身体を支えて、背骨のどの部分も床にはつかないようにします。視線は足先です。

   呼吸を続け、目は緊張させずにやさしく保ちます。組んだ手で頭を前に押して首に力が入らないようにします。手のひらは頭の後ろに添える程度で、頭を軽くサポートするイメージです。

   30〜60秒間、呼吸を続けながらポーズを行います。

実践のヒント

- パリプールナ・ナーヴァアサナ（舟のポーズ）との違いは、脚を上げる角度が60度でなく30度であることです。身体を低く倒しすぎないように注意します。
- 組んだ手の位置はちょうど首の上、後頭部のあたりになります。

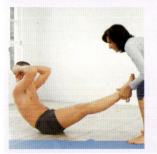
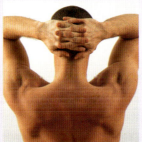

実践のバリエーション

- バランスを取るのが難しい場合は、足の裏を壁につけて行います。このポーズをキープするには強い腹筋を要するため、はじめはサポートをしながら行ってください。

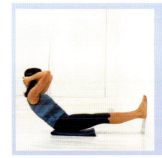

ジャーヌ・シールシャアサナ ｜ 頭を膝につけるポーズ

消化器官を刺激し、腹部の筋肉を鍛え、脳と心に安らぎを与えてくれます。
前屈は心地良い睡眠をもたらしてくれます。

★★☆☆☆

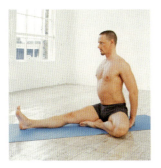
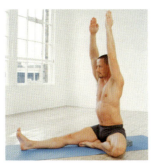

1 お尻をサポートの上にのせてダンダアサナ（丸太のポーズ）で座ります。左膝を外側に曲げて、左足の親指が右ももの内側につくようにします。

2 息を吸って両腕を天井へ伸ばし、肩甲骨は身体の内側へ入れます。腕の上部が耳の横にくるようにします。背骨を引き上げます。

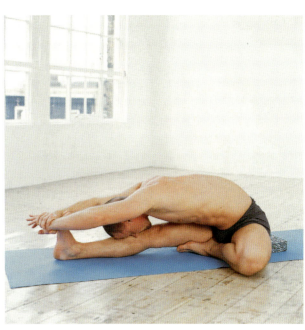

4 息を吐いてひじを横に広げて、上体を前に倒して頭を下げます。

30〜60秒間ポーズを行ったら息を吸って脚を楽にし、上体を起こして反対側も同様に行います。

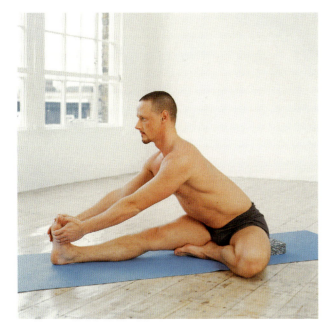

3 息を吐いて体を前に倒し、両手で右足を外側から持ちます。背中をくぼませて前を見ます。腰が反ってしまうようならば、それ以上前に倒さないでください。

実践のヒント
- 右脚はまっすぐ伸ばして、つま先を上に向けます。右脚の裏面を床に押し付けるようにします。

実践のバリエーション
- 右足に手が届かない場合はヨガベルトを使用します。足にかけて、Vの字になるように手でヨガベルトを引きます。
- 足に手が届く場合は、つま先をとるのではなく、足の外側を手でつかみます。
- 腰が痛い場合は額を椅子やボルスターにのせて休ませます。
- ポーズをとっていて違和感があるときは、ブリックやフォームの上に座り、曲げた膝の下にもブリックを置いてください。

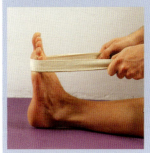
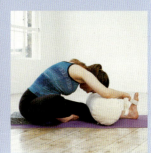

トゥリアンガ・ムカイカパーダ・パスチモッターナアサナ | 割り座で前屈するポーズ

足首とひざの柔軟性を高めるポーズです。
腹部の筋肉を鍛え、消化系の臓器をととのえます。

★★

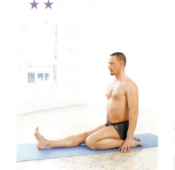
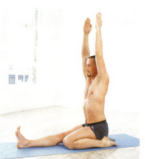

1 サポートの上にお尻をのせてダンダアサナ（丸太のポーズ）で座ります。左膝を曲げて、左足をお尻の脇におきます。

2 息を吸いながら両手を上げます。両手のひらは向かい合うようにして、腕は耳の横にもっていきます。背骨をまっすぐにして上体を引き上げます。

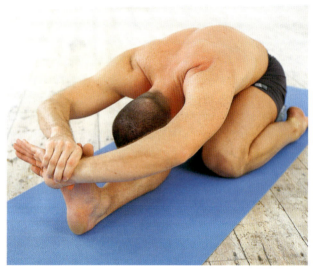

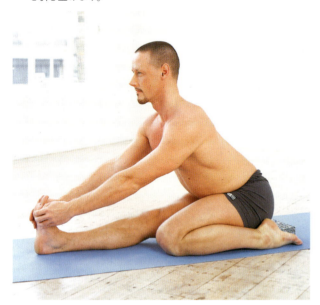

3 息を吐きながら上体を前に倒して、両手で右足を持ちます。

4 息を吸って**3**の状態にし、さらに背骨をへこませるようにして、前を見ます。次に、息を吐きながら上体を前に伸ばし、背骨を伸ばしながら頭を右足に近づけます。両ひじは外側へ広げます。

1〜2分そのまま静止して、息を吸いながら手を足から離し、頭を上げて上体を起こします。反対側も同様にくり返します。

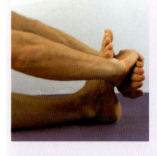
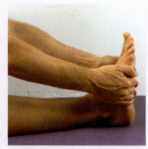

実践のバリエーション
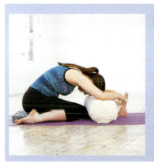

- ボルスターまたは折り畳んだブランケットの上に頭をのせると、ポーズがとりやすくなります。
- 折り畳んだブランケットやブリックで座位を高くして、ポーズを行うのもよいでしょう。

実践のヒント
- 足裏に両手を回し、曲げている脚側の手首をつかみます。きつい場合はヨガベルトを使用するか、足先ではなく足首やふくらはぎなど、足の別の部分をつかんでください。
- 左右の座骨をしっかり床に付けます。背骨を伸ばし、胸が広がるように、しっかり足（ヨガベルト）を引きます。
- 両肩が上がらないようにして、首と頭をリラックスさせます。

パスチモッターナアサナ ｜ 前屈のポーズ

消化系の臓器をととのえ、活性化し、消化機能を高めるポーズです。
背骨のゆがみも直していきます。
前屈のポーズでは、体が水平に保たれた時、心は緊張から開放されます。

★★★☆☆

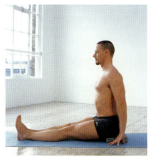 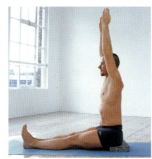

1 サポートの上にお尻をのせて、ダンダアサナ（丸太のポーズ）で座ります。

2 息を吸いながら両手を上げます。両手のひらを向かい合わせにして腕を耳の横にもってきます。

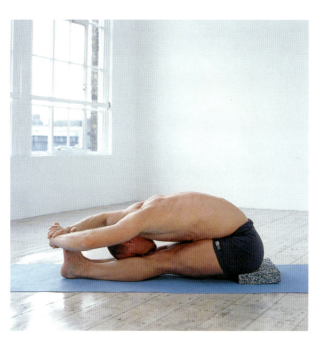

4 息を吐いて、背骨を伸ばしながら、上体を足の方に前屈させています。両手足を外側からつかむか、とどかない場合はヨガベルトを使用してください。両ひじを曲げて外側へ広げます。

上体の前面部と両サイドがしっかり伸びていると感じたら、頭を足の方へ下げていきます。背中に痛みを感じるようなら、ボルスターやスツールの上に頭を休めます。30～40秒間ポーズをとったら、息を吸いながら上体を起こします。

実践のバリエーション
- 足を床に押し付けるとき、膝の裏側に痛みを感じるようであれば、折り畳んだブランケットを膝の下に入れてポーズを行います。
- 前屈するときに額が足にとどかない場合は、ボルスターまたは折り畳んだブランケットの上に頭を置いてください。
- 身体がとてもかたい、または背中に痛みを感じる場合は、スツールの上にブランケットを敷いて、頭を上にのせて休ませます。

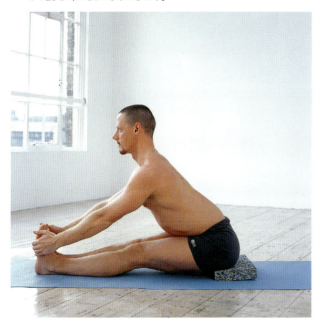

3 息を吐きながら、上体を前にたおし、それぞれの足裏を外側から両手で（ヨガベルトを使って）持ちます。息を吸いながら背骨を長く伸ばします。さらに背骨をへこませるようにして、胸を広げ、前を見ます。

実践のヒント
- 両脚の裏面をしっかり床に押し付けることで、さらに背骨を引き伸ばします。
- つま先は天井に向けて、かかとの内側と上体から離すように伸ばします。
- 足先をまたは足裏に回したヨガベルトを引っ張ることで、上体をより伸ばします。

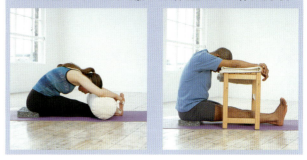

座位のポーズ

マーラアサナ ｜ 花輪のポーズ

手が首から花輪のようにたれているため、ポーズにこの名前が付きました。
腰の痛みを解消して、膝や足首を柔らかくしていきます。
同時に腹部の臓器を活発にして強化します。

★★

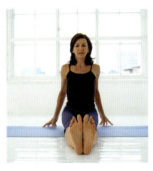 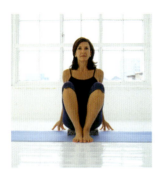

1 お尻の下にサポートを敷いて、ダンダアサナ（丸太のポーズ）で座ります。

2 膝を曲げて、しゃがみこむような体勢をとります。

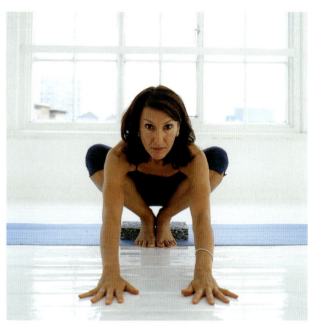

4 両手を前について手のひらで床を押します。背骨を頭の方へ伸ばしたら前を見ます。次に、両腕を回し脚を包むようにします。

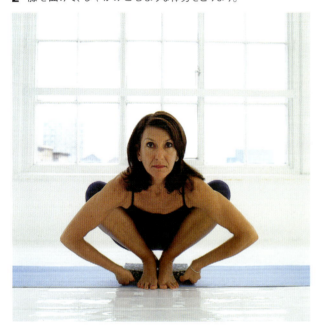

3 両足をそろえたまま、サポートを前に引いてかかとの下にもってきます。太ももと膝を外側に開いて、上体を曲げた両膝の間に入れて前方に伸ばします。

実践のヒント
- かかとがサポートから落ちてしまう場合は、サポートを追加します。かかとは必ず何かを押している状態にします。
- 太ももの内側を上体の脇に少し押し付けるようにします。
- 背骨を伸ばして両サイドの肋骨も伸ばします。
- 頭を下げたとき背中を丸めます。

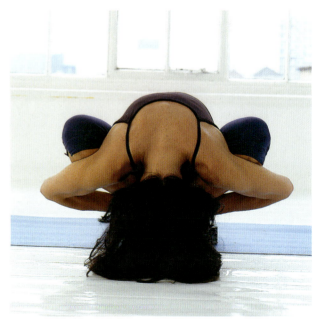

5 息を吐きながら、頭を床へ下げて前屈します。手で足首を持ちます。30～60秒間ポーズを行ったら、頭を上げて起きます。

パッドゥマアサナ ｜ 蓮の花のポーズ

このポーズを行うときは注意力を働かせてください。
膝に痛みを感じた場合は、ただちにポーズを止めて、パッドゥマアサナ（蓮の花のポーズ）の
準備として、スカアサナ（あぐらのポーズ）を行います。

★★★★☆

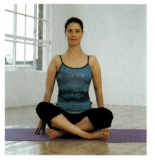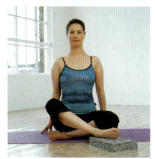

1 右足（むこうずね）が前にくるようにして脚を組み、スカアサナ（あぐらのポーズ）で座ります。

2 右足を前に出します。必要ならばフォームでサポートします。

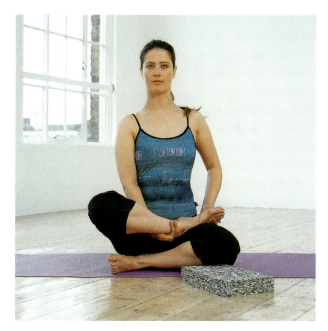

3 ゆっくりと右足を持ち上げて、左もものできるだけ高い位置におきます。

次に左足を前方に出してフォームの上にのせます。

左足は右太ももの上に置きます。この状態で膝に痛みを感じるようなら、アルダ・パッドゥマアサナ（半分の蓮の花のポーズ）を行います。片方の足をパッドゥマアサナ（蓮の花のポーズ）に、もう片方の足をスカアサナ（あぐらのポーズ）にして足を床に置きます。

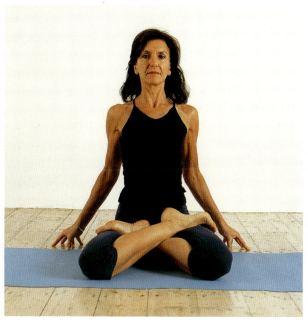

4 指先は、お尻の横に置いて床を押し、背骨をまっすぐ伸ばします。背骨の根元から首、頭の先まで上へと伸ばしていきます。

そのまま30～60秒間ポーズをとります。足を外して、右足を前にして足を組み替えて同様に行います。

初めてこのポーズをとる場合、ほとんどの人は膝が柔軟ではありません。けれど練習を行っているうちに、しなやかさが増して、ポーズをとるのが心地よくなっていくでしょう。足を組み替えるのは、両サイドが均等に上達するためです。

実践のヒント
- 膝を曲げる時、膝周辺の緊張を取り除きスペースをつくる為に、指を使ってよくふくらはぎと太ももの筋肉を外側に回します。
- 膝が痛む場合は、膝の後ろにヨガベルトをかけて、引きながらパッドゥマアサナ（蓮の花のポーズ）をとります。
- 右膝が床につかない場合はブリックでサポートし、左脚は普通にパッドゥマアサナ（蓮の花のポーズ）をとります。

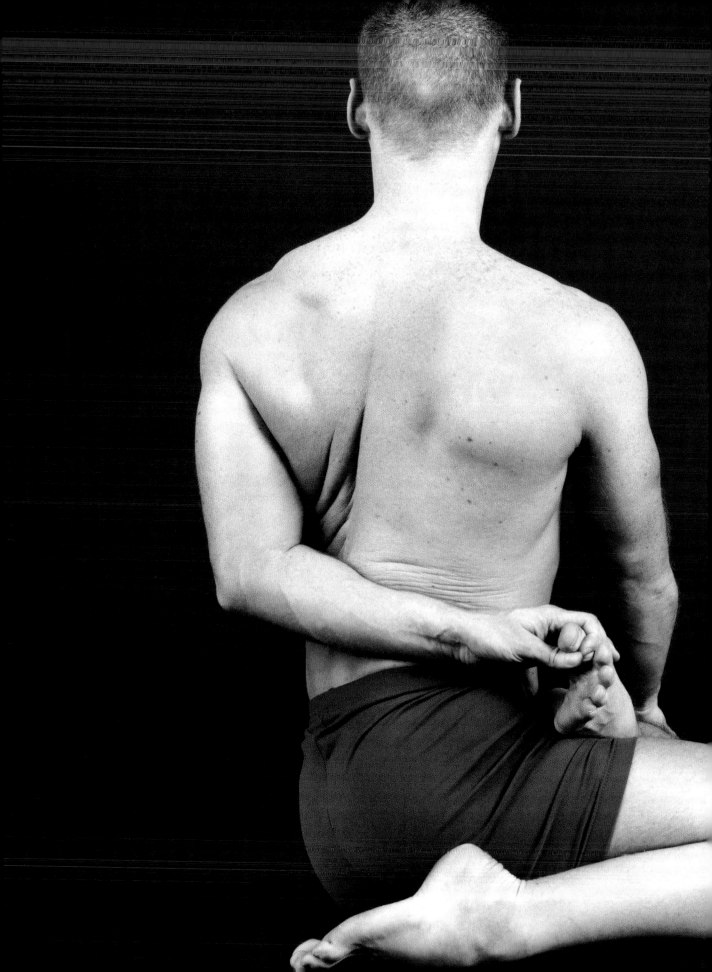

ねじりのポーズ

身体の側面を伸ばすねじりのポーズは、脊椎と肩の柔軟性を高めます。これにより骨盤付近と腹部の臓器の働きが活発になり、背中やお尻、鼠蹊部のトラブルが軽減されます。背骨がしなやかになることで脊椎への血液の流れが良くなり、身体全体にエネルギーが満ちてくるのを感じるでしょう。ねじりのポーズを行うときは、まず背骨を伸ばして、腹部、胸、そして最後に頭を回転します。肩甲骨を背中に入れ込むように動かすことで、さらにねじりのポーズは深まるのです。

スタンディング・マリイッチ・ヤアサナ ｜ 立ってねじるポーズ

このポーズは首と肩のコリを和らげます。
背骨を正しい位置に戻して、脊椎の周りにある筋肉を鍛えます。
腰や脊椎の痛みも軽減します。

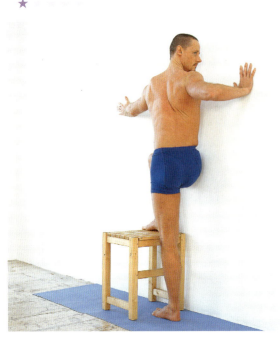

1 壁のそばにスツールを置きます。右手を壁についてタ―ダアサナ（直立のポーズ）で立ちます。右膝を曲げて足をスツールの上に置き、太ももを壁につけます。

息を吸いながら左脚を力強く上に伸ばします。つま先は前に向けます。上体を天井に向けて引き上げます。息を吐いて身体の前面を壁に向け、両手を肩の高さにして壁につけます。

息を吸って上体をさらに伸ばし、両手は壁を押さえ、息を吐きながら出来る限り体を右に回していきます。身体を十分に回したら肩越しに右を見ます。20～40秒間静止してポーズをとり、反対側も同様にくり返します。

実践のヒント
- 身体の前面が壁にもたれないようにします。
- 肩甲骨は身体の内側に入れ、ウエストのほうへ引き入れるようにして、胸を開きます。

ツイスト・スカアサナ ｜ あぐらでねじるポーズ

脚をクロスさせて行う、やさしいねじりのポーズです。呼吸を使って上体を引き上げながら
回していきます。両肩上がらないように楽にして、身体の内側に入れるように動かします。

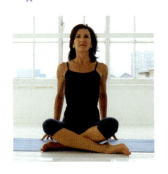 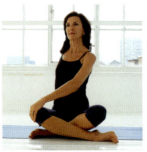 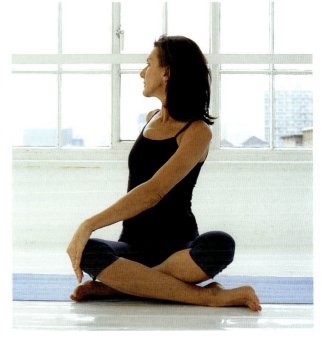

1 スカアサナ（あぐらのポーズ）のステップ1に従って座り、指先を床の上につきます。

2 左の手のひらを右膝の外側に置きます。息を吸って右手の指先を床について、背骨を上に伸ばします。息を吐きながら左手のひらで右膝を押して、上体を右に回します。

3 肩越しに右を見ます。そのまま30～40秒間ポーズをとったら、身体をもとの位置に戻して、脚を組み替え、反対側でポーズを行います。

ツイスト・ウィーラアサナ｜割り座でねじるポーズ

腹部の筋肉を鍛えると同時に、消化不良を解消します。
腰の痛みを和らげて、臀部を柔軟にし、
太ももの後ろ側（ハムストリング）の筋肉をしなやかにします。

★☆☆☆☆

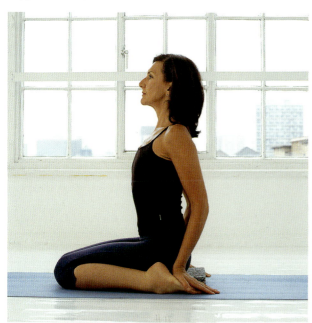

1 足の裏側を天井に向けてウィーラアサナ（割り座のポーズ）で座ります。手のひらを足の裏につけます。

サポートが必要な場合は、フォームまたは畳んだブランケットの上に座ります。

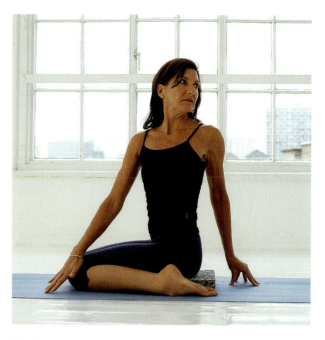

3 息を吸って、左手の先で床を押しながら上体を引き上げます。息を吐いて、右手のひらで太ももを押しながら、左に身体をねじります。呼吸するごとに、腹部、ウエスト、胸、肩をさらに左に回して、肩越しにその先を見ます。

30〜60秒間静止してポーズをとり、身体をゆるめて、反対側も同様に行います。

実践のヒント
- 両肩は楽にして、ゆっくり下ろし、身体の内側へ入れるようにします。
- 息を吐くごとに、ねじりを加えていきます。
- 呼吸に合わせて身体を引き上げ、回転させます。

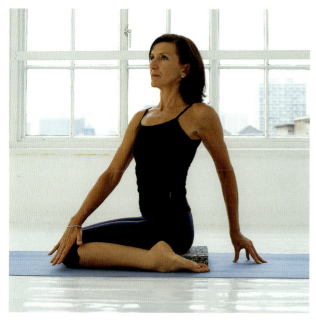

2 左手の指先を左お尻脇の床、またはフォームの上に置きます。右手のひらは左太ももに置きます。

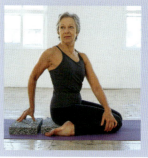

実践のバリエーション
- ブリックまたはフォームの上に座ります。別のブリックを身体の後ろに置いて指先をのせます。
- ポーズを指導するときは、はじめ右側でポーズをとり、その後左側を行います。

バラドゥワージャアサナ｜椅子を使ったやさしいねじりのポーズ

バラドゥワージャアサナⅠ（やさしいねじりのポーズ）をさらにやさしくしたポーズです。椅子を使うことで、安全かつ効果的に上体を回すことができます。背骨周辺の筋肉を柔らかくして首と肩のコリを軽減します。さらに消化力を高め、腹部の筋肉を鍛えます。

★☆☆☆☆

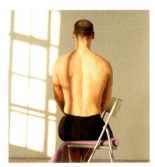
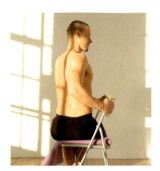

1 身体の右側面を椅子の背もたれに向けて座ります。膝を合わせて脚をそろえて座ります。まっすぐ座って前を見ます。

2 息を吸いながら上体を伸ばし、両手で椅子の背もたれを持ちます。

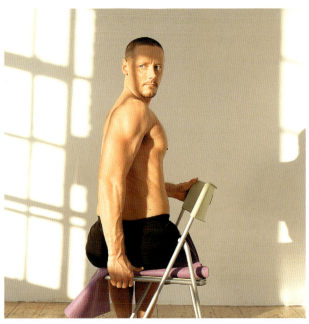

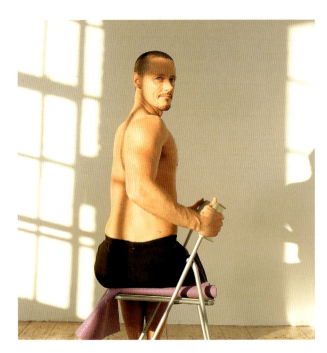

3 息を吐き、椅子を持った両手を使いながら上体を右に回します。

息を吸って、さらに上体を上に伸ばし、肩甲骨を身体の内側に入れて、胸を開きます。背骨をさらに回して、椅子の背もたれと胸が平行になるようにします。首周辺を楽にして、緊張感や無駄な力が入らないようにしましょう。

4 息を吐きながら上体をさらにねじり、肩越しに右を見ます。椅子の背もたれをしっかり握り、てこの原理を利用して20〜30秒間そのままポーズをとります。息を吐いて手を放し、前を向いて反対側も同様に行います。

実践のヒント
- 上体を引き上げるために、両足でしっかり床を押します。
- 左のお尻が浮かないように椅子のシートに押し付けます。息を吸って背骨を伸ばし、息を吐いてさらにねじりを深めていきます。

実践のバリエーション
- 両足をブリックの上に置く、または膝で適切な形のフォームを挟むことで、さらにポーズがとりやすくなります。

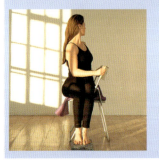
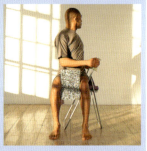

バラドゥワージャアサナ I | やさしいねじりのポーズ

首や肩の柔軟性を高めます。腰や膝の痛みも軽減します。
内臓の諸器官、特に肝臓、腎臓、脾臓、膀胱をマッサージし調整する効果もあります。

★★☆☆☆

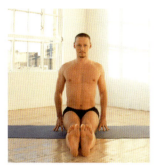
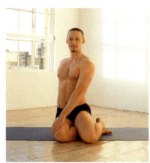

1 お尻をブリックでサポートしながら、ダンダアサナ（丸太のポーズ）で座ります。

2 両膝を左に曲げて、足を左のお尻脇に置きます。右足の土踏まずの上に左足の甲をクロスするようにのせます。

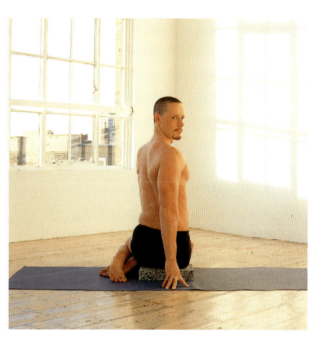

4 腹部、ウエスト、胸、肩を呼吸するたびに回して、さらにねじりを深めていきます。

右肩越しに後ろを見て、30〜40秒間ポーズをとります。息を吐いて手や足を楽にして、反対側も同様にくり返します。

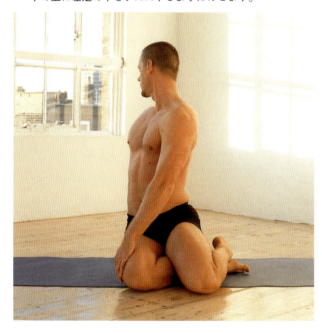

3 足の裏側は天井へ向けます。

背骨そして上体を上に伸ばします。右手の指先を右のお尻の横に置いて左手のひらは右膝の上に置きます。

息を吸いながら指先を床に押して背骨を伸ばします。

息を吐いて左手のひらで右膝を押しながら、上体を右にねじっていきます。

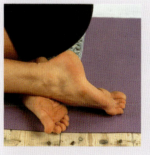
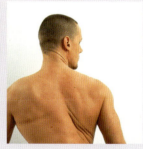

実践のヒント
- 左足の甲は右足の裏にのせます。
- 脊椎全体にねじりを加えるため、左のお尻は床から離れないようにします。
- 呼吸に合わせて上体を引き上げ、ねじっていきます。
- 肩甲骨を引き寄せて下ろし、身体の内側に入れ込むことで背骨が伸びて胸が開きます。

ツイスト・マリィッチャアサナ I ｜ 膝を曲げて手首をつかむポーズ

上体をねじることによって、肩と背中のこりが解消されて、腰の痛みも和らげます。
腹部の臓器への血流が良くなることによって、消化機能が高まり、臓器がととのいます。

★★★

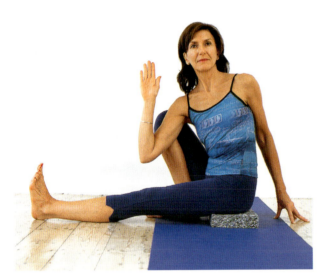

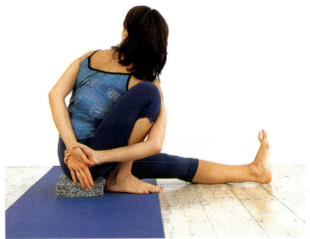

1 臀部をサポートしてダンダアサナ（丸太のポーズ）で座ります。

お尻脇の両側の床に、指先をつけます。右膝を曲げて右膝頭を天井へ向けます。右のお尻と同一線上に右かかとを置いて、つま先は前へ向けます。

左脚は床の上に伸ばします。上体を左に回し、右ひじを右膝の前に持ってきて、指先を上に向けます。上体をさらに左にねじります。

2 左の指先を床に押し付けて背骨を伸ばします。右腕で右脚を覆うようにして手を回し、身体の後ろへもっていきます。

左肩を少し後ろに回して左腕を背中の後ろへ回し、その手を右手でつかみます。手が届かない場合はヨガベルトを使って行います。

上体をできるだけ左へ回し、頭も回して左肩越しにその先を見ます。肩甲骨を身体の内側に引き入れるようにして、胸を開き、さらに身体をねじります。恥骨からあごまで身体の前面を伸ばします。そのまま20～30秒間ポーズを行い、手と脚をほどいて反対側も同様にくり返します。

実践のバリエーション
- ブリックを手の下に置き、さらにお尻の下にもブリックを置くと、ポーズがとりやすくなります。
- 背中の後ろで手が届かないときはヨガベルトを使います。二重にしたヨガベルトを身体の後ろでしっかり握って、腕を外側に引きます。

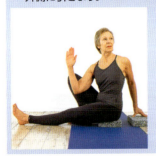
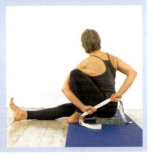

実践のヒント
- 曲げた脚の膝頭は、ポーズをとっている間、常に天井へ向けておきます。かかとはできるだけ身体に近づけます。
- 右足でしっかり床を踏んで、出来る限り背骨を伸ばします。
- 肩甲骨を引き寄せて床の方へ下げることで、さらに背骨を伸ばし、ねじりを加えます。
- 前屈とねじりを合わせて行うポーズやマリイッチャアサナ II は、上級者向けのポーズになります。

マリィッチャアサナ III ｜ 膝を立ててねじるポーズ

強いねじりのポーズは心身のエネルギーレベルを高めます。
力強いねじりを行うことで、肝臓、脾臓、膵臓、腎臓や腸といった腹部の臓器が
マッサージされ、ととのえられて、機能が高まります。

★★★☆☆

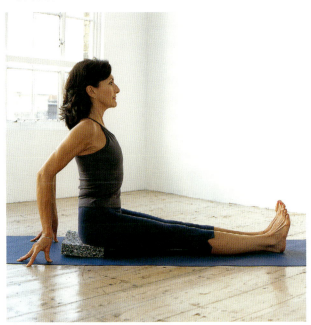

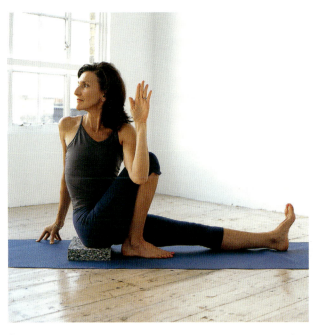

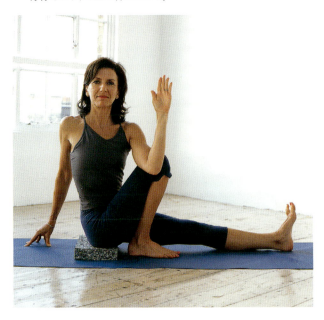

1 臀部をサポートしてダンダアサナ（丸太のポーズ）で座ります。背骨をまっすぐ上に伸ばします。

2 曲げた膝は天井の方へ向け、右のお尻の骨と同一線上に足の裏を床につけます。右に身体を回します。右手の指先は身体の後ろで床につけるか、またはブリックの上にのせます。左腕を曲げて、ひじを右足の膝の外側につけます。

3 左脇の下を右膝に近づけていきます。息を吸って右指先で床を押しながら、背骨を伸ばします。

息を吐きながら左腕を右膝に、右膝を左腕に、お互いを押し付けてさらに身体を右へねじります。

背骨の伸びと身体のねじりをくり返します。背骨を身体の内側へ入れるようにして、肩甲骨を背中のなかへ向け、強くねじっていきます。右肩越しにその先を見ます。左の胸郭を回して左の脇と左のお尻を右に向けていくことで、背骨のねじりをさらに強めます。肩甲骨を前に押し出し、肩を下げることで、胸を上に向けて開いていきます。

そのまま30〜60秒間ポーズを保ち、手と脚をほどいて反対側も同様にくり返します。

実践のヒント
- 右足、特に親指とかかとの内側で、力強く床を押すようにします。左脚の裏面をしっかり床につけて前に伸ばし、つま先はまっすぐ上を向けます。
- 呼吸に合わせて上体を引き上げ、ねじりを深めていきます。
- 膝頭は必ず上に向けてください。曲げた腕を膝に置いたときも、この体勢を崩さないように気を付けましょう。

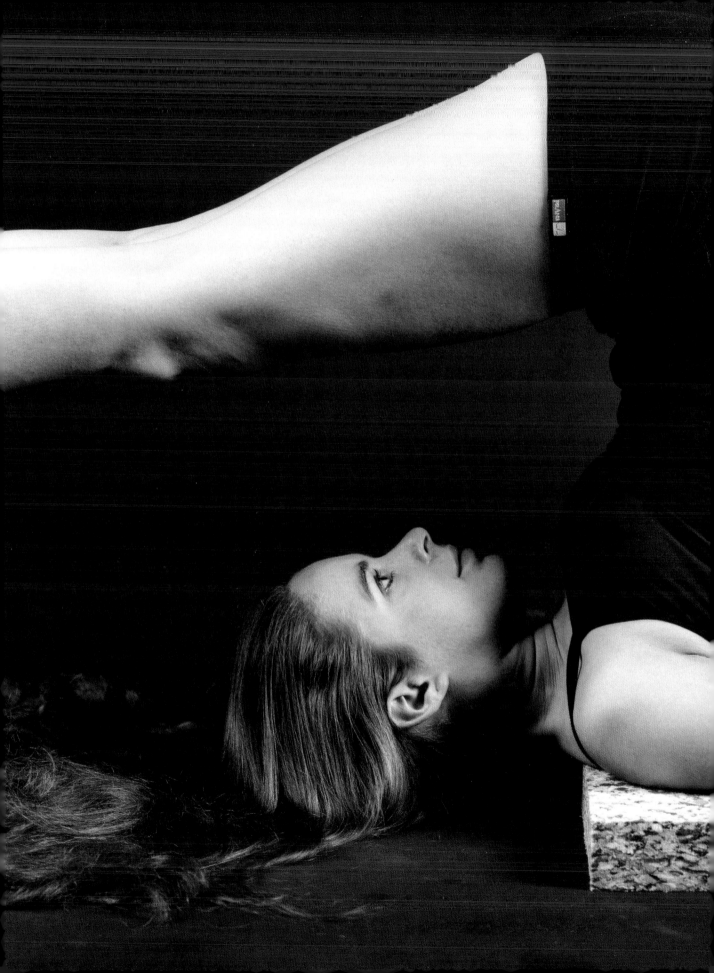

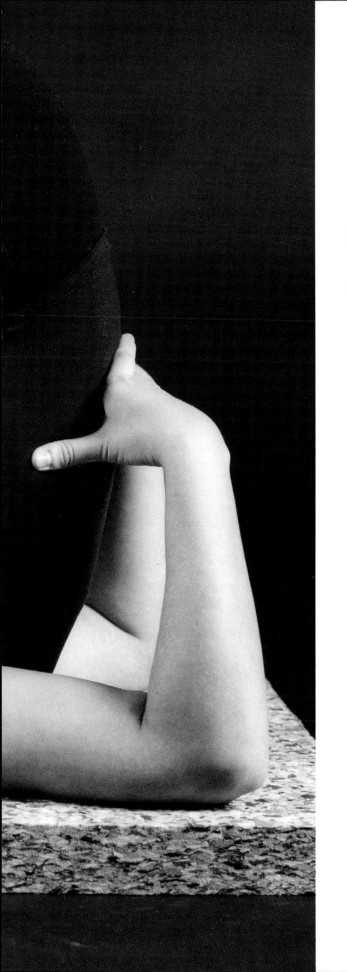

逆転のポーズ

逆転のポーズは、身体の組織全体が再び生き生きとよみがえってきます。内臓諸器官の位置が逆になることで活力が増し、脳は血流が良くなることで活性化されます。脚は重力から解放されるため、疲れや緊張が和らぎます。逆転のポーズは、血液の自然な流れが妨げられるため、生理中は行わないでください。

ヴィパリータ・カラニ ｜ 壁に足を上げるポーズ

リストラティブのポーズ（回復のポーズ）では、胸を開き、足の疲れをとり、脳を鎮めていきます。呼吸から起こるさまざまな症状を改善し、頭痛、消化不良、むかつきなどのトラブルを解消します。静脈瘤の予防に効果的です。

★★

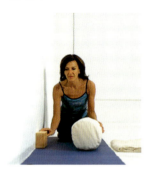
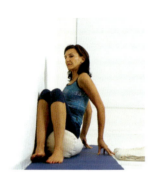

1 ブリックを壁につけて、それに添わせてボルスターを置きます。ボルスターから少し離して畳んだブランケットを敷きます。

2 壁にお尻をぴったりつけて、ボルスターの上に腰を下ろします。

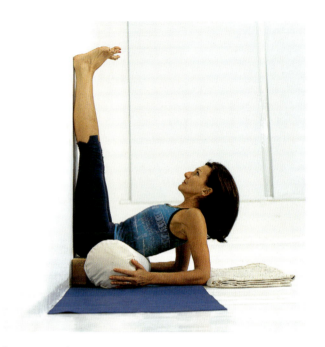

4 両脚を上げたら、注意深く肩の下の方から頭へとゆっくり上体を下ろします。脚の裏面とお尻をしっかり壁につけて、胸を開きます。

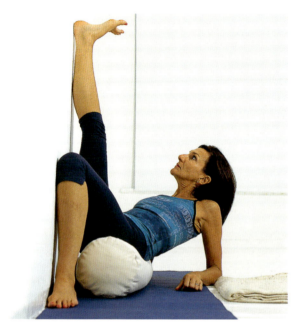

3 手でバランスをとりながら上体を旋回させます。片脚を壁に上げて、お尻が壁から離れないように、もう片方の脚も伸ばします。

実践のヒント
- 両足の内側のへりをそろえて、足の裏を天井と平行にします。
- 腹部は柔らかくして、両肩は床につけます。

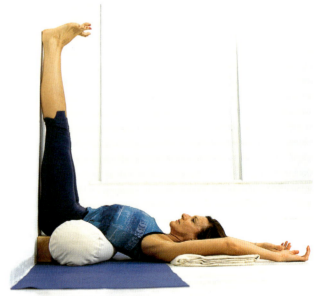

5 両腕を頭の上に上げて、落ち着いて呼吸しながらリラックスします。そのまま5〜6分間ポーズを行い、脚を下ろします。

サーランバ・サルワーンガアサナ ｜ 肩立ちのポーズ

肩立ちは、ポーズの女王、また母として知られています。内臓の乱れを鎮めます。
また甲状腺の機能を正常化し、体内の毒素を排出します。
喘息といった呼吸器系のトラブルや、充血、副鼻腔炎の症状を改善します。

★★★☆☆

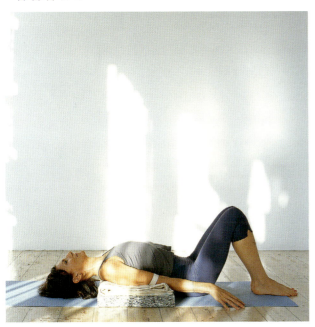

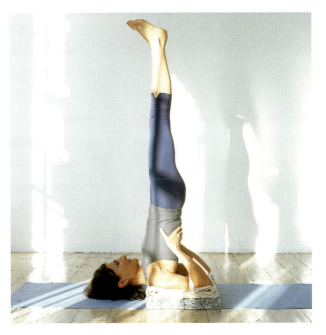

1 首を痛めないために、ブランケットやフォームを使って肩をサポートします。適切な高さ（5〜10cm）にして、両肩と両腕をブランケットにのせて頭は床につけます。

腕は足のほうに伸ばして、肩は頭から離すようにします。

3 お尻と上体を上げたら、すぐに両手で背中を支えます。脚をまっすぐに伸ばします。手を肩甲骨の方へずらして、胸をさらに上げていきます。胸をあごに近づけて身体全体をまっすぐに伸ばします。胸を見て、そのまま2〜5分間ポーズをとります。

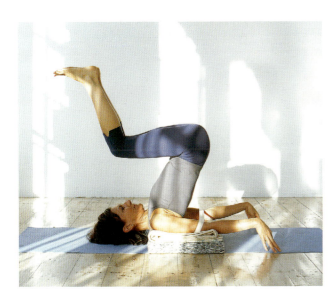

実践のバリエーション
- 両手で背中を押して、後ろ側の肋骨を胸の前面へ近づけることで、上体を上げていきます。上腕でしっかりフォーム、またはブランケットを押します。
- 両ひじが離れてしますようであれば、上腕（ひじのすぐ上）をヨガベルトで留めて、腕の開きを肩の幅に合わせます。
- 両脚をまっすぐ伸ばして、足の裏は天井と平行になるように平らにします。バランスをとるために足先を壁につけます。

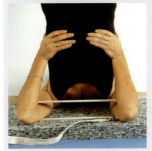
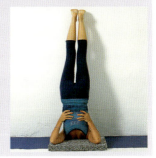

2 膝を曲げて胸に近づけます。指先で床を押しながら、膝を頭の方までもってきます。

逆転のポーズ

サーランバ・サルワーンガアサナ ｜ 壁を利用した肩立ちのポーズ

基本のサーランバ・サルワーンガアサナ（肩立ちのポーズ）よりも楽にできるポーズです。
基本ポーズで頭に圧力を感じる場合は、
すぐに足を下ろして、壁に足をつけるか椅子を使うやり方で行ってください。

逆転のポーズ

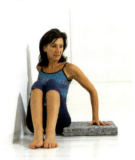
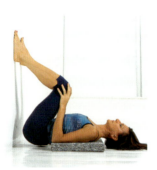

1 できるだけ壁に近づいて腰を下ろし、適切なフォームまたは重ねたブランケットの端が、左のお尻の下にくるように置いて下さい。

2 後ろに上体を傾けて回転させたら、片脚を壁につけて、その後にもう片方の脚を上げます。お尻は壁につけて、両肩をフォームまたはブランケットのへりに近づけ、頭を床に下ろします。

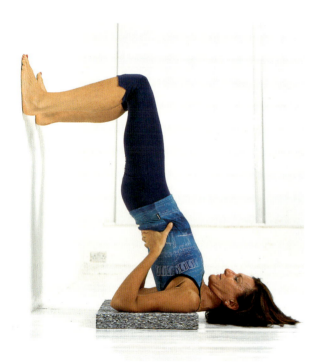

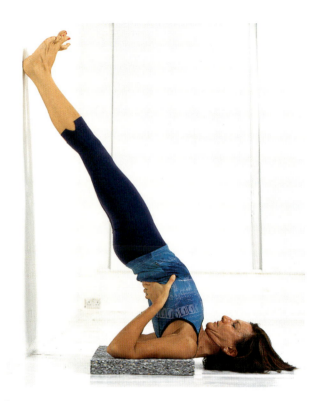

4 脚を伸ばして、かかとでしっかり壁を押します。胸、上体、お尻を持ち上げます。2～5分間ポーズを行ったら、膝を曲げて、もとに戻ります。

3 壁に脚を押し付けながら、お尻と胸を持ち上げます。手で腰を支えて、両ひじを互いに近づけます。

実践のバリエーション
- 一人で、または壁を使ってこのポーズをとるのが難しい場合は、誰かに脚を持ち上げてサポートしてもらいます。脚を補助の人の太ももにのせて支えてもらうことで、正しい姿勢でポーズを行うことができます。
- 一度ポーズをサポートしてもらうと、今度は一人でポーズをとりやすくなります。

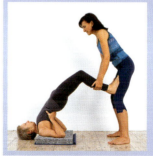
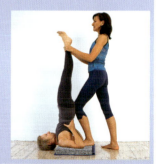

チェア・サルワーンガアサナ ｜ 椅子を使った肩立ちのポーズ

両手で腰を支えるのが標準的な肩立ちのポーズです。
肩立ちの矯正のためのポーズは、椅子を使って行います。
首や背中にかかる負担を最小限にして、長い時間ポーズをとることができます。

★★☆☆☆

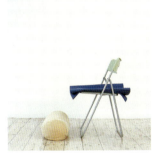 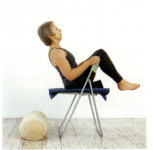

1 椅子の前脚と平行にして、床にボルスターを置きます。畳んだヨガマットを椅子のシートの上に敷きます。

2 椅子に座って膝を曲げ、脚を背もたれの上にのせます。椅子の横を手で持ちます。上体を少し後ろに倒します。

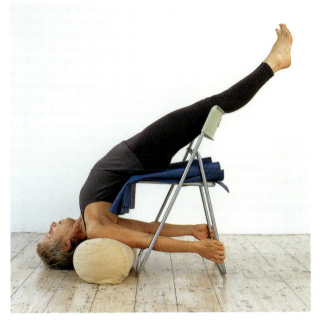

4 片脚ずつ脚をまっすぐ伸ばします。両脚を上げたら、椅子の後ろ脚のさらに下をもつようにして、両腕を伸ばしていきます。肩を耳から離し、肩甲骨を内側に入れて胸を上げて開きます。

呼吸を続けながら胸のほうを見ます。首の後ろを柔らかく保って5分以上ポーズをとります。

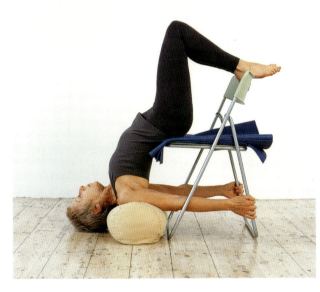

3 手の位置を下にずらしながら、上体をうしろに倒して、座面のへりに腰がくるように下ろします。ゆっくりと注意しながら肩をボルスターの上にのせて、頭の後ろを床につけます。椅子の後ろ脚をもちます。

実践のヒント
● 他の肩立ちのポーズと同様に、生理中はこのポーズを行わないでください。

ポーズの戻り方
● まず片脚を曲げ、もう片方を曲げて、ステップ3に戻ります。椅子の脚を握っていた手を放して、ゆっくりと少しずつ椅子を外側にずらしていきます。
● 椅子のシートを押しながら背中を滑らせて、お尻をボルスターの上に置きます。少し休んだら身体を横に回転させて、ボルスターから身体を下ろし、もとに戻ります。

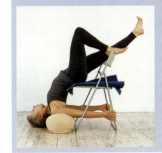 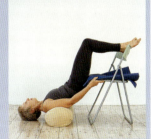

アルダ・ハラアサナ ｜ 半分の鋤のポーズ

鋤のポーズにサポートを加えたリストラティブのポーズ（回復のポーズ）です。
疲れ、不眠、不安感、ストレスから起こる頭痛を解消します。
腰に痛みのある人がこのポーズを行っても、状態が悪化することはありません。

★★

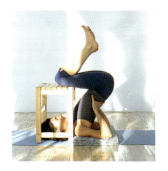
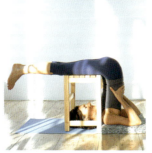
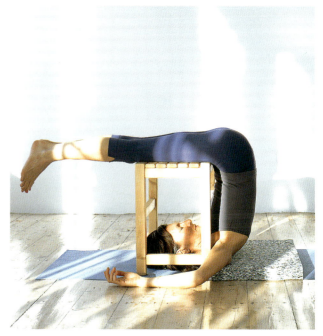

1 椅子またはスツールを頭の上にくるように置きます。肩立ちのポーズにはいる前の膝を曲げた状態で、太ももを座面にのせてサポートします。

2 脚をまっすぐ伸ばして、両手で背骨を支えます。

3 腕を頭の上に上げたまま2〜5分間ポーズをとります。膝を曲げて、脚をスツールから下ろし、もとに戻ります。

ハラアサナ ｜ 鋤のポーズ

この逆転のポーズは脳をリラックスさせます。
風邪の症状に大変効果的で、甲状腺や副甲状腺の機能を高めます。

★★★

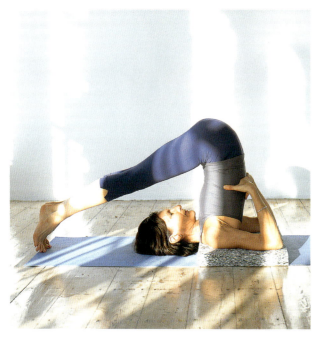

1 畳んだブランケットまたはフォームの上に肩をのせて、肩立ちを行います。両足を頭の方に伸ばして、床の上に足先をつけます。

両手で支えながら背中を持ち上げ、胸を上げて開きます。両脚はお尻から離していくように、まっすぐ伸ばします。

目をリラックスさせて2〜5分間ポーズを行ったら、もとの姿勢に戻ります。

実践のバリエーション

- 背中に痛みを感じるようなら、つま先の下にサポートを置きます。
- 足先で、床またはサポートを押します。
- 大腿骨を天井に向けて持ち上げ、かかとは頭から離すようにします。

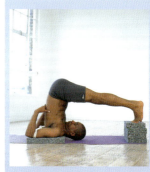

セーツ・バンダ・サルワーンガアサナ ｜ ブリックを使った橋のポーズ

胸を開いて、やさしく背骨を伸ばしていきます。
頭のなかを穏やかな状態にし、憂うつな気持ちを解消して、頭痛を和らげます。
腹部の筋肉を伸ばし、消化機能を高め、内臓を強化します。

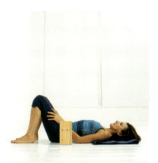 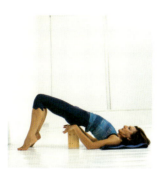

1 膝を曲げて床の上に仰向けになり、つま先を壁に向けます。

2 頭、首、肩を床につけたまま、足先で床を押してお尻を持ち上げます。ブリックを垂直に立てて、尾骨の近く、仙骨の下に置きます。

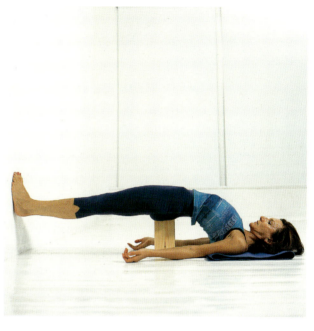

4 胸を開いて腕を足に向けて伸ばします。両足はしっかり壁を押します。肩の先を回して床につけ、肩甲骨を身体の前面に向けて入れ込み、胸を開きます。

そのまま1〜2分間ポーズを行い、脚を曲げてブリックを取り除き、もとに戻ります。

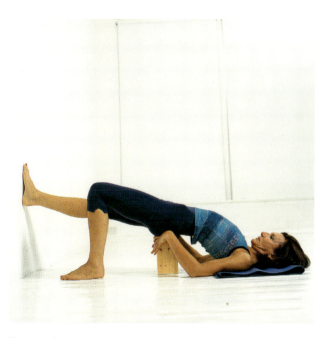

3 片脚ずつ伸ばして壁につけます。腰が安定する高さにします。

実践のヒント
- お尻の骨からかかとまで脚の裏面を強く伸ばします。
- 首に力をかけないように注意します。
- 胸骨をあごの方へ向けて持ち上げます。

実践のバリエーション
- 仙骨（腰）のあたりで木製のブリックに違和感がある場合は、広めのフォームを積み重ねて行ってください。
- 腰が痛む場合は、脚をブリックまたはボルスターの上にのせます。

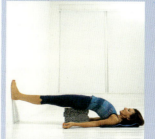 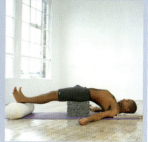

逆転のポーズ

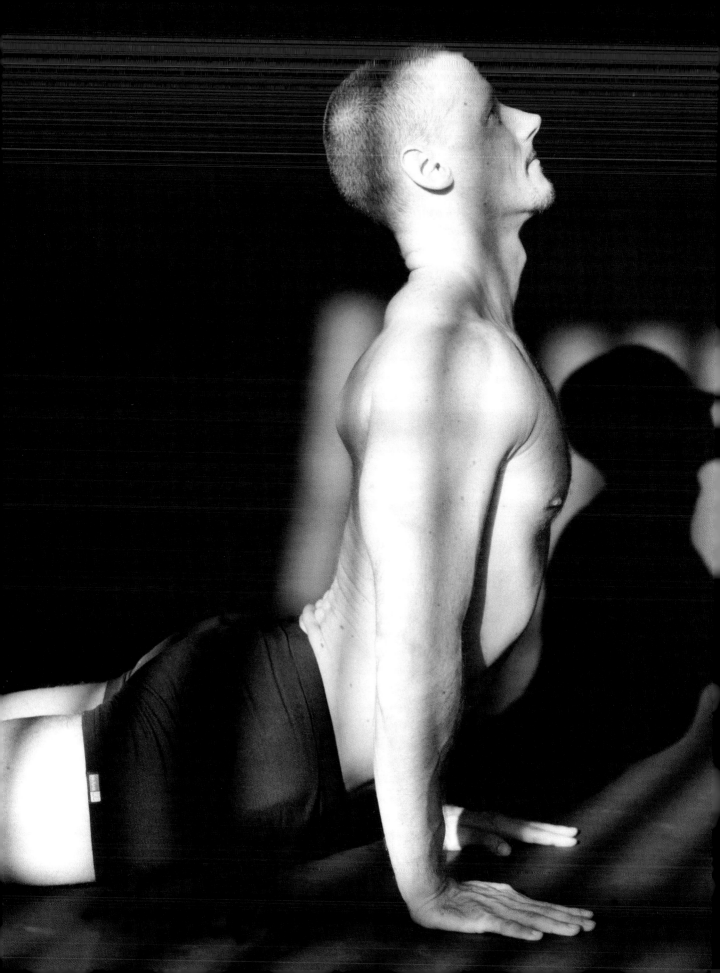

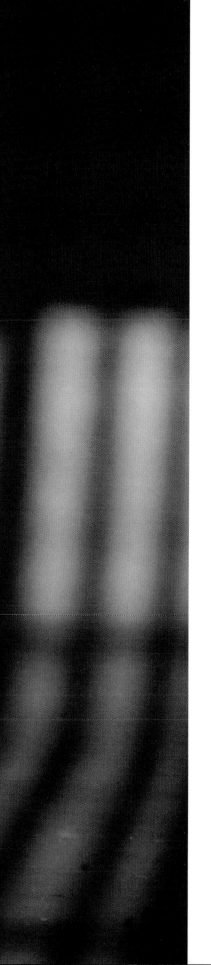

仰向け・うつ伏せのポーズ

ここでは仰向けとうつ伏せ、2系統のポーズを紹介します。前者は穏やかで身体を回復させる、後者は背中、腕、脚を鍛える体位です。両方とも腹部をストレッチして、脊椎と臀部の柔軟性を高めます。

マツヤアサナ ｜ 簡単な魚のポーズ

背骨周辺の筋肉と腹部をしっかり伸ばしましょう。
お尻、膝、足首の柔軟性を高め、胸を持ち上げて開くことで呼吸を深めていきます。

★

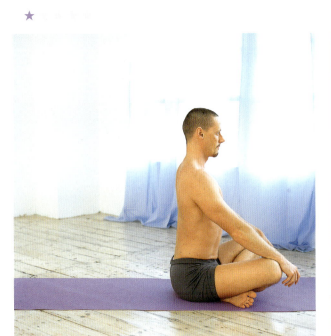

1 右足を左足の前に置いてスカアサナ（あぐらのポーズ）で座ります。

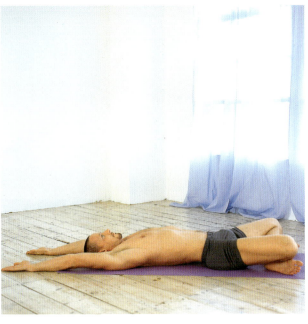

3 腕を頭の上に上げ、ひじをまっすぐにして両腕を力強く伸ばします。

上体を頭の方向へ、膝は頭から離すように身体を伸ばします。腰が反らないようにしながら長く伸ばします。胸を持ち上げて開き、肩を床から離して天井の方へ動かします。

そのまま1〜2分間ポーズを行い、もとに戻り、脚を組み替えてくり返します。

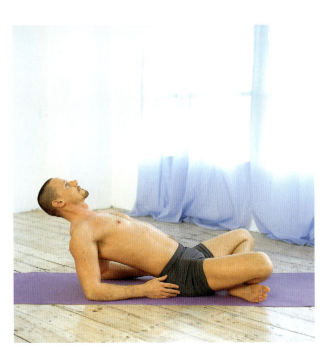

2 ひじで支えながら上体を後ろへ倒し、マットの上に仰向けになります。脚の付け根を柔らかくして、膝を床に近づけていきます。

実践のバリエーション
- 脚の付け根（そけい部）が痛むようならば、膝をブリックかボルスターでサポートしてください。

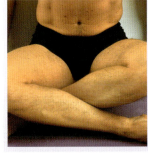

実践のヒント
- 足首ではなくむこうずねで左右対称に交差させて、脚を組み替えます。
- 腰が反らないように注意します。仙骨を脚の方向に伸ばすことで腰が長く伸びていきます。

クロス・ボルスター ｜ ボルスターの上で伸ばすポーズ

やさしく背中をストレッチして、頭の中を鎮めていきます。
交差させた2個のボルスターで背骨をサポートし、胸を開いて呼吸を深め、
腹部を伸ばして身体全体をリラックスさせます。

★☆☆☆☆

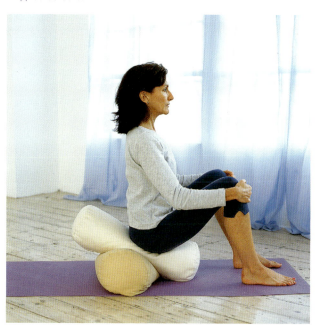

1 2個のボルスターを使います。1つは水平に、もう1つは縦に置いて、2つを交差させます。上のボルスターに腰を下ろして膝を曲げます。

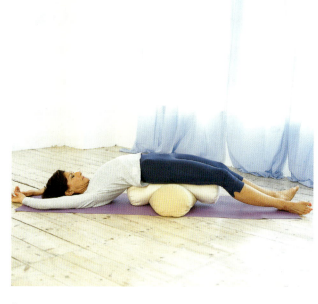

3 脚を伸ばし腕は頭の上にあげて、脚、腕ともにリラックスします。

そのまま2〜5分間ポーズを行い、膝を曲げて背中を頭の方へずらし、身体を横にして起き上がります。

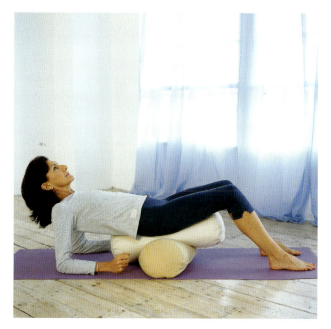

2 腰のあたりをボルスターの一番高い中央部分に置いて、上体を後ろに倒します。肩をゆっくり床につけます。

実践のバリエーション
- 肩は必ず床の上に置きます。難しい場合は、肩から腕のあたりに畳んだブランケットを敷きます。
- 腰が反ってしまうようならば、足の下に2、3個ブリックを置きます。さらにやさしい方法として、ボルスターを交差させずに2つ並べて行う方法もあります。
- さらに身体をリラックスさせるには、足首と太ももの真ん中あたりの2箇所をヨガベルトで留めておきます。

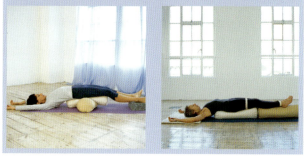

スプタ・バッダコーナアサナ ｜ 仰向け合せきのポーズ

この回復のポーズは女性に恩恵の深いポーズで、特に生理中の女性に効果的です。
腰に掛けたヨガベルトが背骨を伸ばして、ボルスターで胸部が持ち上げられ、開いていきます。
また、坐骨神経痛を改善します。

★★

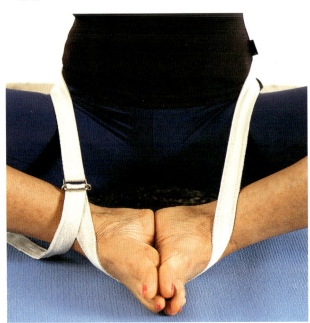

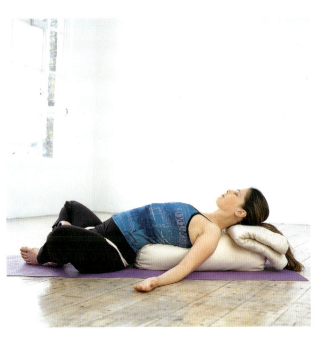

1 ヨガマットの上にボルスターを縦に置いて、その端に畳んだブランケットをのせます。腰のあたりがボルスターに触れるように座ります。両膝を曲げて外側に開き、足の裏を合わせます。合わせたかかとはできるだけ恥骨に近づけます。ヨガベルトを輪にして腰にかけ、おしりの上あたりから合わせた足の足首に通します。

2 ボルスターの端を腰にあてた状態で、後ろに倒していきます。頭と首は畳んだブランケットでサポートします。

胸が持ち上がり広がりながら、ボルスターがゆっくり背骨から身体の内側に入り込んでいくのを感じます。肩を回してボルスターに下ろしていきます。顔、口、喉をリラックスさせます。

手のひらを上にして両腕を横に開きます。腕を楽にして目を閉じます。

そのまま2〜5分間呼吸に意識を集中してポーズを行ったら、目を開けて上体を起こします。

実践のバリエーション
- 背中が反るようならばボルスターの上と頭の所にサポートを加えます。
- 脚の付け根が痛く感じる場合は、それぞれの膝をブリックかボルスターでサポートします。
- サポートしても背中が反ってしまう場合は、加えたサポートを取り除き、スカアサナ（あぐらのポーズ）のように脚をクロスしてボルスターの上に横になります。

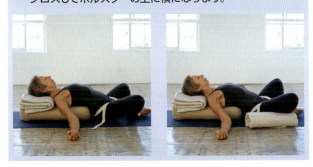

実践のヒント
- 輪にしたヨガベルトを頭の上から身体に通します。お尻までもってきたら、足にヨガベルトをかけます。
- 仰向けになった時、できるだけ足と身体が近づくようにヨガベルトを調整します。

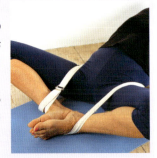

スプタ・ウィーラアサナ ｜ 仰向け割り座のポーズ

この安らぎのポーズでは、腹部の臓器と骨盤付近をストレッチします。
足の疲れをとり、また消化を促します。サポートしても背中が反ってしまう場合は、
加えたサポートを取り除き、簡単に脚を組みボルスターの上に仰向けになります。

★★★☆☆

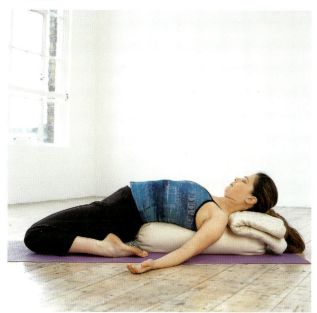

1 ヨガマットの上にボルスターを縦にして置きます。畳んだブランケットをボルスターの上の部分に置いて頭をサポートします。お尻が浮く場合は、フォームの上にウィーラアサナ（割り座のポーズ）で座ります。

ボルスターを腰に付けて仰向けになります。頭と首は畳んだブランケットでサポートします。手のひらを上にして両腕を横に開きます。そのまま3〜5分間ポーズを行い、上体を起こします。

> **実践のバリエーション**
> - 膝や腰に痛みを感じる場合は、ブランケットの下にボルスターをもうひとつ加えます。
> - 肩を後ろに引いて、胸を上げて開きます。
> - 必要であれば、頭の下にブランケットを足します。

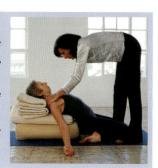

ウールドゥワ・プラサーリタ・パーダアサナ ｜ 両足を垂直に伸ばすポーズ

腰を伸ばし、脚の疲れを取り除きます。
意識を呼吸に集中して、頭のなかを穏やかにしていきます。

★★☆☆☆

1 壁の横に座って、右のお尻を壁に付けます。後ろに上体を傾けて、身体を回して、両脚を壁に沿って持ち上げます。頭と尾骨が一直線になるようにします。

仰向けになり、壁で足をサポートします。頭の上に両腕を上げて、お尻は落とし、両脚を壁に沿ってまっすぐ伸ばします。そのまま40〜60秒間ポーズを行ったら、横になり起きます。

> **実践のヒント**
> - 脚の裏面を壁に押し付けるようにして、天井に向けて伸ばします。
> - 腰とお尻が床につくように動かして調整します。
> - 肩甲骨を身体の内側へ入れるようにして胸を開きます。
> - これは仰向けで行うリラックスのポーズです。ただし、ヴィパリータ・カラニ（壁に足を上げるポーズ）は、お尻と背中を床から持ち上げるので、逆転のポーズになります。

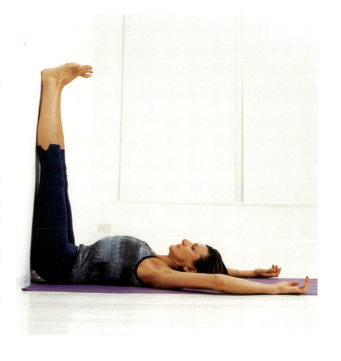

スプタ・パーダングシュタアサナ I & II | 仰向けで足を伸ばすポーズ

脚の裏の筋肉を伸ばすとてもよいストレッチです。
スプタ・パーダングシュタアサナ I & II（仰向けで足を伸ばすポーズ）は、どのポーズも膝と股関節を強くして、坐骨神経痛を和らげます。骨盤を矯正することで、腰周辺のかたさや腰の痛みを取り除きます。

★★

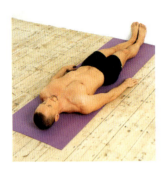
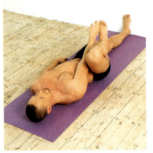

1 両足の裏を壁につけて、ヨガマットまたはブランケットの上に仰向けになります。

2 右膝を曲げて胸に近づけ、親指、人差し指と中指で足の親指をつかみます。

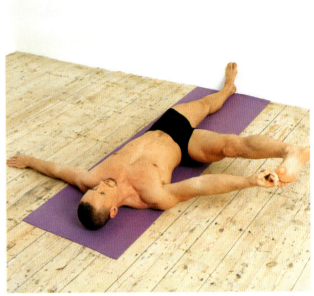

4 スプタ・パーダングシュタアサナ II ― これまでの手順で脚を90度に上げたら、右脚と右腕を右側に倒します。頭、上体、左脚を動かさないようにして、右脚を床に近づけます。

左足の裏を壁に付けて、左脚の裏面で床を押すようにします。身体が右側に回転してしまう場合は、右脚の床からの距離を調整するためサポートを下に置きます。ヨガベルトを使う場合は、右手でヨガベルトを引きます。左腕は外側に伸ばします。

胸を開いて30～40秒間ポーズを行ったら、反対の脚で同様にくり返します。

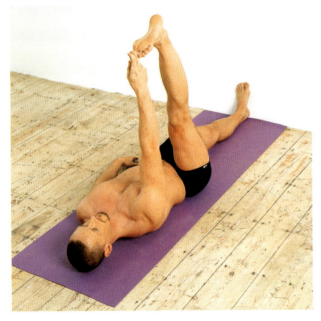

3 スプタ・パーダングシュタアサナ I ― 左足の裏をしっかり壁に押し付けて、右脚を天井に向けてまっすぐ伸ばします。右脚は90度の角度になるようにします。背中に痛みを感じる場合は60～70度の角度にします。

お尻の骨からかかとまで、右脚の裏面を長くします。左脚の後ろ側で床を押します。胸が開くよう足を引きます。30～40秒間ポーズをとったら、脚を下ろして、もとの姿勢に戻り、左脚で同様にポーズをくり返します。

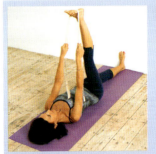

実践のバリエーション
- 脚の裏側の筋肉がかたい人は、足の親指をつかむ代わりに、ヨガベルトを足にかけて行います。
- 脚を横に倒すのが難しい場合は、太ももをボルスターの上に置いて行います。

アドー・ムカ・シュワーナアサナ ｜ 犬のポーズ

身体全体をストレッチします。脚を伸ばし、足首を鍛えます。
また、首や肩のコリや手首のかたさを和らげます。このポーズを長くとることで、
疲労を回復し、再び身体をエネルギーで満たすことができるのです。

★★☆☆☆

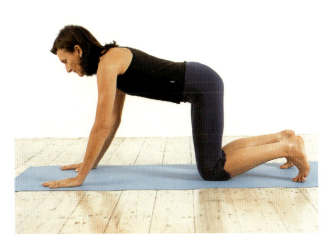

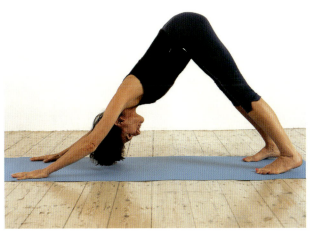

1 手と膝をついて四つんばいになります。中指を前に向けて両手のひらを床につきます。手を肩幅ほどに開きます。膝は腰幅に開いて足先を立てます。

手でしっかり床を押します。特に親指と人差し指に力を入れます。腕は床から肩に向けてまっすぐに伸ばします。肩を耳から離して、肩甲骨を身体の内側に入れるようなイメージで胸を開きます。

2 お尻を持ち上げて、脚を伸ばし、かかとを床へ近づけます。太ももを後ろに引きます。両ひじを伸ばして、肩をウエストに向けて持ち上げ、上体をしっかり伸ばします。

頭は床のほうへ向けてリラックスさせます。腕と脚はしっかり床を押したままです。かかとも床へ押し付けます。

20〜30秒間ポーズを行ったら膝を曲げて、もとの姿勢に戻ります。

実践のバリエーション

- このポーズのやさしいバリエーションとして、脚または手を壁でサポートする方法があります。
- 両手を外側に向けて、親指と人差し指を壁につけます。
- 壁を背にしてポーズを行い、かかとを壁につけて上げる方法もあります。
- 頭と首に力が入るようなら、もっと楽にポーズができるようにボルスターに頭を乗せる方法もあります。

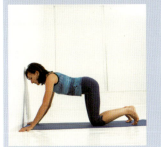
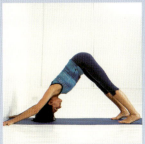
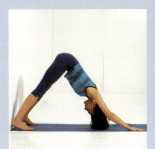
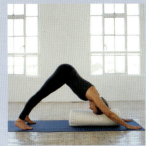

仰向け・うつ伏せのポーズ

ウールドゥヴァ・ムカ・シュヴァーナアサナ ｜ 顔を上に向けた犬のポーズ

背骨を伸ばし、背中の痛みや座骨神経痛の症状を改善します。
骨盤への血液の流れがよくなることで内臓を強化し調整していきます。
また、胸を大きく広げて、首や肩の柔軟性も高めます。

★★★

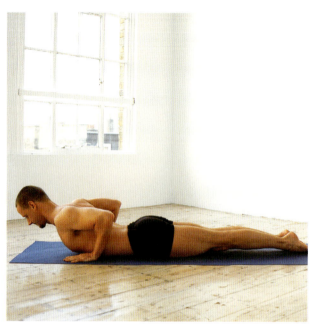

1 うつ伏せになり、足先で床を押しながら、両脚を後ろへ伸ばします。もし腰が痛む場合はつま先を立ててください。胸の横で手のひらを床につけて、指を広げます。

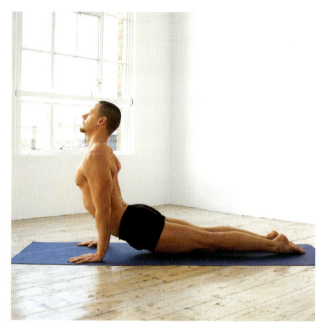

3 お尻、太もも、膝を床から数センチ持ち上げます。仙骨と尾骨は入れて前方に向かわせます。

ひじをまっすぐにしたまま、肩を後ろに回して、胸をさらに持ち上げ、両腕の間で上体を後ろに反らせていきます。首の後ろを長くして頭を少し後ろへ引き、顔を上げます。呼吸しながら30～40秒間ポーズを続けます。

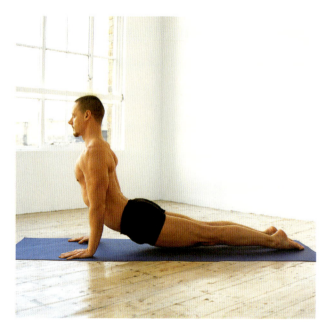

2 息を吸いながら頭と胸を持ち上げて、腕を伸ばしてひじをしっかりさせます。

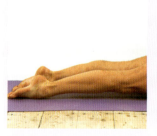
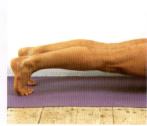

実践のヒント
- つま先は後ろを向けて両脚を床から離します。脚を床から持ち上げるのが難しい場合は、つま先を立てます。
- 上体と胸をさらに持ち上げるためには、ブリックを左右の手の下に置きます。

シャラバアサナ I & II | バッタのポーズ

背中の筋肉を鍛え、脊椎周辺の筋肉の柔軟性を高めます。
腹部の筋肉を強くして、消化を促進し、膨満感を解消します。
首や肩のコリも軽減されます。

★★★

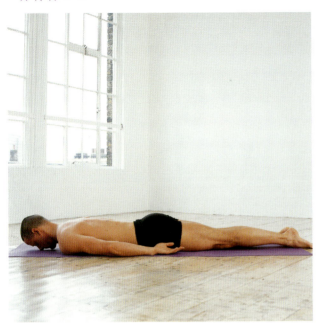

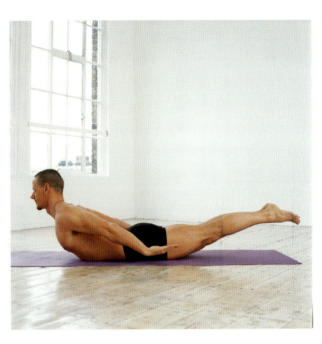

1 うつ伏せになり、両腕を身体の横に置きます。膝は伸ばし、つま先は後ろに向けて両脚をそろえます。手のひらは上を向けます。腕を伸ばして床から離し、両手を床と平行にします。仙骨を下に押すようにして、背中に痛みがないところまで、頭、胸、脚を持ち上げます。

2 上体を前に伸ばして、脚と腕を後ろに伸ばします。胸は持ち上げます。

お腹の下あたりでバランスをとりながら、まっすぐ前を見て普通に呼吸します。20〜30秒間ポーズを保ち、ゆっくりともとの姿勢に戻ります。

実践のヒント
- 毎日の生活のなかで、上体を前に倒すことは頻繁にありますが、後ろに倒す機会はあまりないものです。後屈は心臓の筋肉や肺の前面を伸ばします。呼吸に関わる筋肉が柔軟になり、これによって肺活量が増していきます。また、腹部の臓器を鍛えてととのえ、副腎に刺激を与えます。
- 後屈のポーズは、資格をもつ熟練の指導者のもとでだけ行われる、上級者に限られたポーズではありません。後屈のポーズを行う前段階として、次頁で紹介しているウシュトゥラアサナ（ラクダのポーズ）を練習してください。

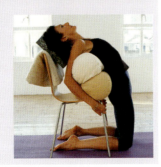

実践のバリエーション
- 腕と脚は高く上げすぎないでください。腰を痛める可能性があります。
- 腕を床と平行に保ったまま、肩を後ろに伸ばします。
- 脚をそろえて膝はまっすぐ伸ばします。
- 脚をそろえてポーズを行うのが難しい場合は、両足にフォームを挟んで、足の内側のへりでフォームを押しながら、脚を持ち上げます。
- さらに胸を開き、腕を伸ばすために両手の上にブリックをのせます。ブリックをとても重いおもりだとイメージして、実際は手をさらに上げずに、おもりを上げることを想像しながら手のひらをブリックに押し付けます。

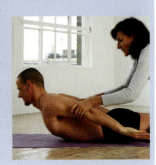

ウシュトゥラーサナ | ラクダのポーズ

仰向けやうつ伏せではありませんが、上級の後屈のポーズへの準備となるポーズです。
肩をさらに柔軟にして、脊椎周辺の筋肉を強化し、胸を開きます。
ポーズをとることで背骨の湾曲を理解することができます。

★★★★★

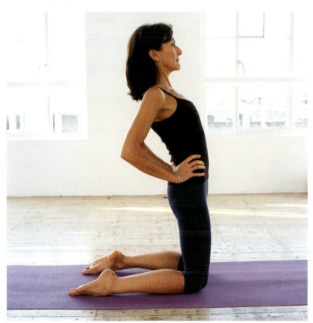

1 膝をついて腰幅に開きます。すねの骨と足の甲でしっかりと床を押します。両手を腰にあてて上体を長く伸ばします。

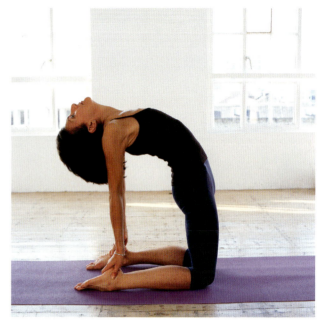

3 首を長くして頭を後ろに倒します。後ろを見ます。胸を持ち上げながらさらに開いていきます。

15〜40秒間ポーズを保ち、息を吸いながら頭を起こして、手を放し上体を持ち上げながら、もとに戻ります。

実践のヒント
- 胸をさらに開くために、肋骨の後ろ側と肩甲骨を深く身体の中に入れるようにしてそらします。
- 肩をさらに活性化するために、腕をまっすぐ伸ばして、かかとをしっかりつかみます。
- 反らした背骨をもとに戻すために、最後に前屈をしてポーズを終えます。
- 太ももは床と垂直にします。

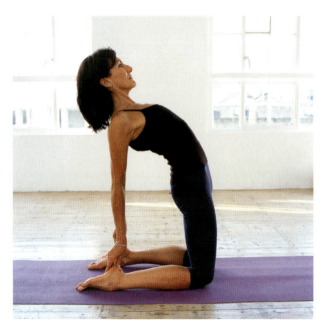

2 息を吐いて胸を持ち上げたまま、背骨を深く身体の内側に入れ込みながら後ろに反らせていきます。腕をかかとへ伸ばし、両手でかかとをつかみます。

実践のバリエーション

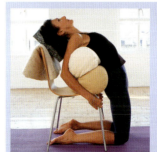

- 手がかかとに届かない人は、椅子の上にボルスターをのせて身体を反らせます。また、足先の下に折り畳んだブランケットを敷くことで、手がかかとに届きやすくなります。

シャヴァアサナ ｜ 屍のポーズ

リラクゼーションのポーズとしても知られるポーズです。
さまざまなポーズを終えた後に、このポーズをとることで、筋肉の緊張を解き、呼吸を落ち着かせて、心を鎮めていきます。
エネルギーが身体中を巡り、新たな力が蓄えられ、ストレスはどこかに消えていきます。

★☆☆☆☆

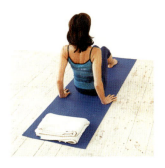
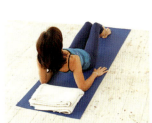

1 膝を曲げ足を床について、ヨガマットの中央に座ります。頭がくるマットの端の位置に、畳んだブランケットを置きます。

2 ひじをついて身体の方向性などすみずみを確認しながら、上体を後ろに動かし、ゆっくりと床に倒します。頭の後ろ中央をブランケットの上に置きます。

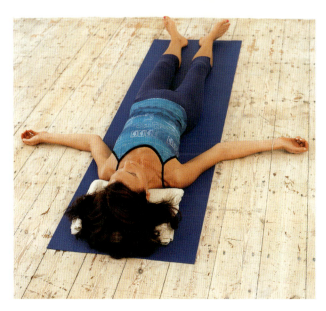

4 両腕を胴から少し離して腕を外に伸ばします。人差し指の関節と同様に、小指の関節も床につくよう手のひらは上に向けます。上まぶたを下まぶたにゆっくり近づけて目を閉じます。

目と顔の表情をリラックスして、身体全体を床に沈めます。静かに呼吸をして、頭のなかを穏やかにするため、呼吸に意識を集中します。決して眠ってはいけません。

5〜10分間このままポーズを行い、ゆっくり目を開けて膝を曲げ、身体を横に倒して、ゆっくり起き上がります。

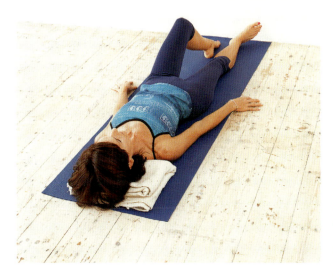

3 片方ずつ脚を伸ばして両脚をそろえます。

脚の緊張を完全に解いて、自然に任せて足を外側に向けます。

実践のヒント
- 身体ごと床に沈めて身を任せます。
- 指先、手のひらをリラックスさせます。
- 鼻の中心を天井へ向けて頭をまっすぐにします。
- 太ももの筋肉をゆるめ、左右の足を離すように外側に回します。
- 目、耳、舌といった知覚の働きをする器官を内側に引き寄せることで、心と身体がひとつになり、内なる静寂さを感じることができます。

仰向け・うつ伏せのポーズ

ウジャイ・プラナヤーマ | 深い呼吸

プラナマーヤを行うと脳が鎮められ、神経機能が効果的に高められます。
身体にエネルギーを蓄えると同時に、肺活量が増し肺を強化してくれます。
初心者はプラナヤーマを行う前にある程度ポーズをマスターし、
身体をコントロールできるようになってから行います。

仰向け・うつ伏せのポーズ

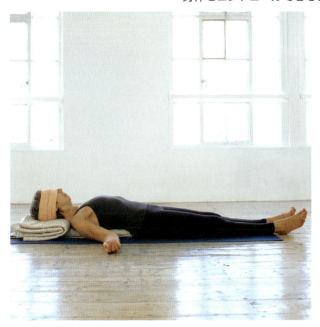

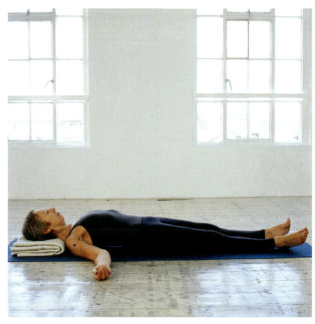

1 普通に吸って、長く吐く

頭の下に畳んだブランケットを敷いて、ボルスターまたはブランケットの上にシャヴァアサナ（屍のポーズ）で横になります。バンデージなどで目を覆います。数分間、呼吸を感じながらこのまま姿勢をキープします。息を吐いて腹部をリラックスさせ、いつものように息を吸います。

力を抜いて呼吸を長くします。ゆっくり、静かに、なめらかに、息を吐きます。普通に息を吸います。そして、ゆっくり、深く、なめらかに、息を吐きます。

息が切れる、または疲れを感じる場合は、一度普通の呼吸に戻します。この方法で約5分間続け、呼吸をもとに戻して肺を回復させます。

実践のヒント
- プラナヤーマの最中は顔と目をリラックスさせた状態にします。
- 口、舌、喉をリラックスさせます。
- ポーズの間は胸と胸郭を持ち上げます。
- 肩は耳から離します。
- 息を吸うときも吐くときも、腹部を柔らかくします。
- 手のひらは柔らかく、指先に力が入らないようにします。
- 心の中に何か思いがよぎる場合は、目の上をバンデージで覆うことで、心を穏やかな状態へ導きます。

2 長く吸って、普通に吐く

完全に肺から空気を出しきるように、息を吐きます。

肺の下部から上部までを満たすように、ゆっくり柔らかく息を吸います。

決して胸に力を入れたり、急に動かしたりしてはいけません。呼吸はゆっくりと、長く、静かに行います。

もう一度いつものように息を吐ききり、ふたたび息が肺のなかへ引き込まれるように、さらにゆっくり吸います。

普通に息を吐きます。

5分間の中でこの呼吸を2サイクル繰り返し、普通呼吸に戻します。普通の呼吸に戻ったら、肩、喉、口、手のどこも緊張していないことを確認します。

実践するときは注意が必要です。間違った方法で行うと肺や横隔膜に力がかかってしまいます。

2つのサイクルは、別々に行っても一度に行っても結構です。この後の"長く吸って長く吐く"呼吸に進む前に、数ヵ月間はこの練習を行ってください。

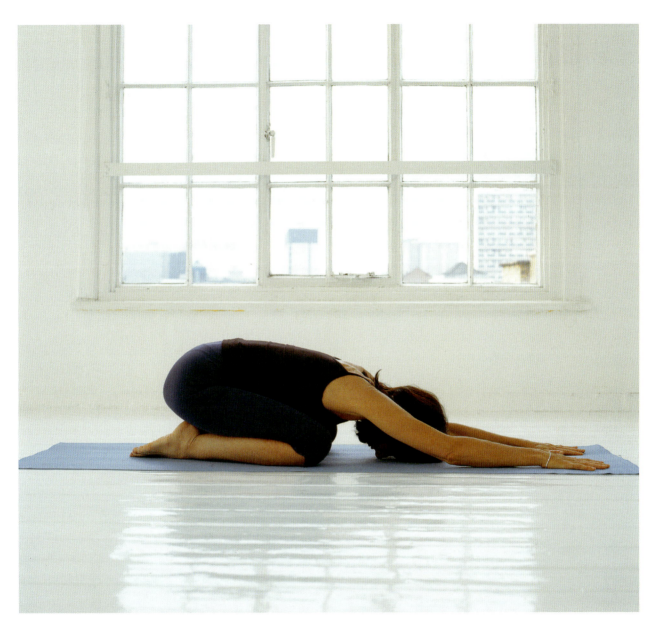

3 長く吸って長く吐く

肺の中の空気を全部出すように息を吐きます。ゆっくり、なめらかに、長く一定の速度で息を吸います。

胸を持ち上げたまま、喉に力がかからないように、ゆっくり、深く、息を吐きます。

身体が震えたり緊張しないように、呼吸の流れをコントロールします。うまくいかない場合は、何度か普通呼吸に戻し呼吸をととのえてください。

5分間深い呼吸をくり返し、いつもの呼吸に戻します。

呼吸のサイクルを終えたら、膝を曲げ上体を横にして、ボルスターをヨガマットの外へ置きます。頭はサポートしたまま、仰向けになり、5分間、シャヴァアサナ（屍のポーズ）を行います。頭のなかを穏やかにして、身体を床にあずけます。必要ならば、身体を右側に横たえ、次に左側に横たえて、身体を調整して、最終的に右側に向けてから、身体を起こします。立ち上がる前に、アドー・ムカ・ウィーラアサナ（割り座前屈のポーズ）を行います。

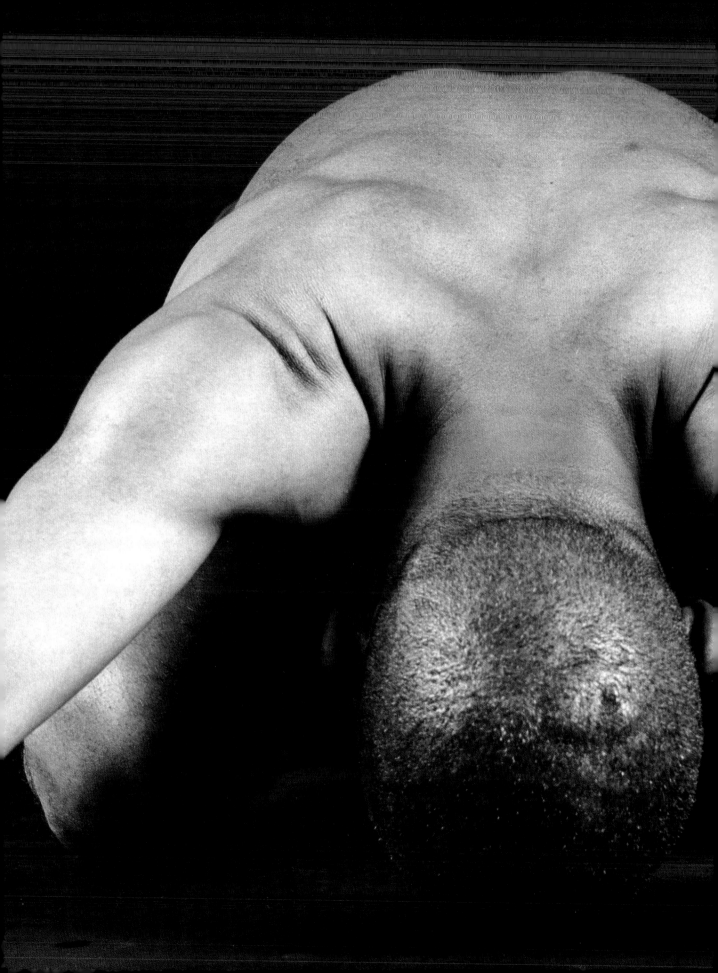

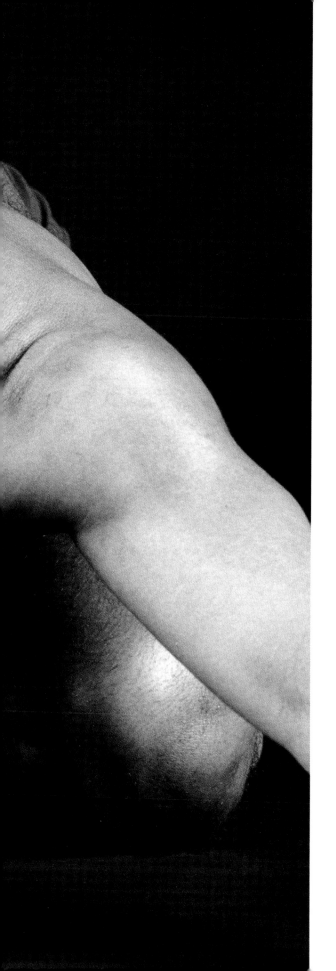

基本練習の
プログラム

「ヨガスートラ」における聖人パタンジャリの言葉11章47："アサナの完成は、完成を目指すための努力が努力でなくなったとき成し遂げられ、そしてあなたの内なる無限の存在に到達するのである。"

順序に沿ってポーズを練習することは、それぞれのポーズへの理解とともに、その効果も高まります。練習が定着していくにつれて、ポーズの繊細で細かな部分や、心と身体への効果がさらに明白になってくるのです。

基本ポーズと順序

ヨガを実践することは、身体全体にとても良い影響を与えます。ポーズは、筋肉や身体の組織、靭帯、関節、神経を調整すると同時に、健康と身体全体の組織の機能を高めてその状態を維持します。重要なのはポーズを修得して、それを心地よいと感じるまで練習を続けることです。こうしてはじめて、ポーズの本当の意味を感じることができるのです。そのために、基本練習はできるだけ多くの頻度で行ってください。

ポーズの分類・内容別プログラム

一般的に、立位のポーズはダイナミックで活動的であり、身体の緊張や痛みを和らげ、心身ともにリフレッシュします。立位系のポーズは、すべてのポーズの基礎といえます。その実践を通して筋肉や関節などさまざまな身体の部分に意識が向けられ、知性によって各部位に気づきや動くという感覚がもたらされます。

多くの基本練習プログラムは、たとえば腕、足、背骨などを目覚めさせるような立位のポーズで始まり、、ある特定の身体の部位を連動させていくことで脳も活性化されます。スタミナがつき、肉体が強化され、また決断力も高まるのです。

座位のポーズは、脚の緊張をとり除き、休息するために立位のポーズの後で行います。前屈は心身に静けさをもたらします。疲労を回復して、神経を鎮め、心を落ち着かせるのです。立位のポーズが脳を刺激するのに対して、座位のポーズでは興奮し、揺れ動く心を穏やかにします。

ねじりのポーズでは背骨を伸ばして回転させます。背中の痛み、首や肩のコリに効果的です。上体をねじることで内臓が刺激されて

消化が促進されます。

逆転のポーズは身体全体にエネルギーを与えます。脚の疲れやむくみを軽減し、内臓を活性化させて、脳を刺激します。呼吸器、循環器、神経組織の機能を高めます。逆転のポーズのために、立位のポーズ、座位のポーズ、ねじりのポーズで、心と身体の準備をします。生理中の人は逆転のポーズを行わないでください。

仰向け、うつ伏せ、そして寝て行うポーズは、腹部のポーズとしても知られており、これらのポーズから基本練習を始めることはありません。立位のポーズでは、胃の周辺筋肉を調整し正しく腹部の動きを学びます。次に、逆転のポーズで内臓を保護することができるようになると、腹部のポーズを行う時にダメージを受けることはありません。ですから、腹部のポーズに入る前に、必ずこれらのポーズを行ってください。

それぞれの練習プログラムの後には、必ず5〜10分間、シャヴァアサナ（屍のポーズ）で休息します。

練習プランへの提案

紹介する練習プログラムは、実践する人が体系的に、着実に上達できるようにつくられたものです。週に1、2回長い時間練習するよりも、短い時間でも毎日行う方が効果的です。また、資格を有する先生のクラスに定期的に参加すれば、正しいペースで上達することができるでしょう。練習プログラムはシークエンス1からはじめて、週の終わりにシークエンス5まで到達できるように構成されています。最初の5つのシークエンスを、ポーズが安定するまで2〜3週間練習した後、6〜10のシークエンスを行ってください。最終的に時間の長さやどのポーズを練習するかは、その目的、身体や心のリズムによりますので、各々で判断してください。

決まったペースで練習を続けて、ポーズへの知識を深め、身体への効果を高めることで、ひとつの自信が養われていきます。そして次の練習プログラムの理解が深まっていくのです。実際に次段階の練習プログラムに移ったときに、自分に十分な力があると実感することでしょう。

左：資格を持つ指導者のクラスに、少なくとも週1、2回参加してください。これに、家での練習を毎日併せて行うことで、とても早く変化に気付くことでしょう。

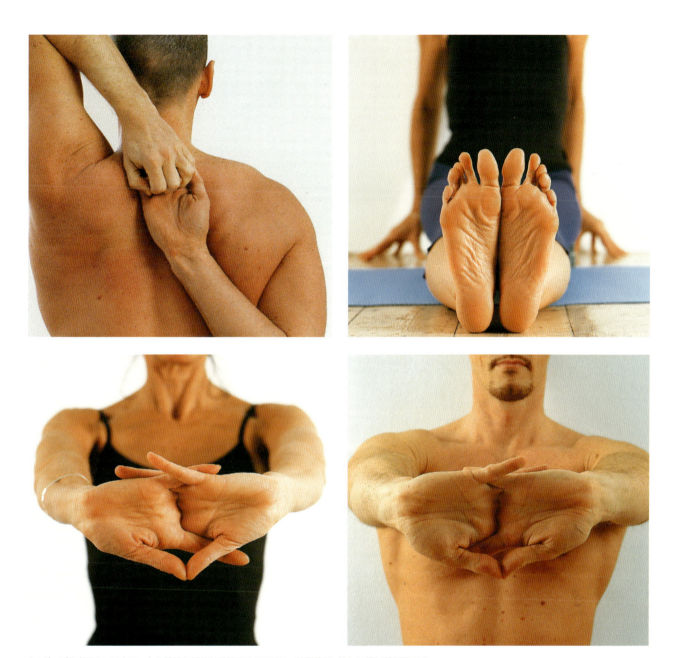

上：ポーズに必要な、テクニックや微細な部分を理解するまでには、練習時間、そして根気が必要です。

基本練習のプログラム

練習を続けて上達していくと、柔軟性とスタミナが上がり、さらに長い時間ポーズを行うことができるようになります。ポーズの効果はすぐに表れるものではありません。そのときのエネルギーレベルや知性、意識によって、どれだけ練習するかを決めてください。

限られた時間しか無い場合は、それぞれの状況にあわせて練習プログラムを組んでください。

シークエンス1　基本的な立位のポーズをマスターする

はじめのシークエンスではポーズの形を学びます。ポーズへの理解が深まるように、より正確にポーズを取り、効果を感じるための、細かい指導が組み込まれています。すべてのポーズで、背骨を長く伸ばして行うことを忘れないでください。疲れを感じる場合は、回復させるため、ウッターナアサナⅠ（立ち前屈のポーズ）を行いましょう。

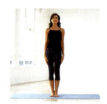
1 ターダアサナ
（直立のポーズ）

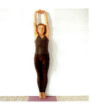
2 ターダアサナ
（腕を伸ばした直立のポーズ）

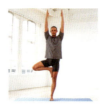
3 ブルックシャアサナ
（木のポーズ）

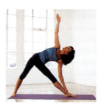
4 ウッティタ・トゥリコーナアサナ
（三角形のポーズ）

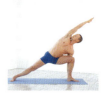
5 ウッティタ・パールシュワコーナアサナ（横角度に伸ばすポーズ）

6 ウィーラバッドゥラアサナⅡ（英雄に捧げるポーズⅡ）

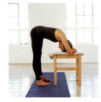
7 ウッターナアサナⅠ
（立ち前屈のポーズ）
Ⓢ

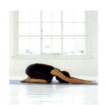
8 アドー・ムカ・ウィーラアサナ（割り座前屈のポーズ）

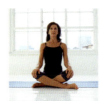
9 スカアサナ
（あぐらのポーズ）

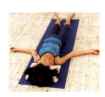
10 シャヴァアサナ
（屍のポーズ）

実践のヒント
● 無理なくポーズを行う場合、サポートを使うときにはⓈを、壁の時はⓌを、それぞれマークで表記しています。

シークエンス2　基本的な座位のポーズをマスターする

この座位のポーズの練習プログラムでは、うつ伏せのポーズを1つ〈アドー・ムカ・シュワーナアサナ（犬のポーズ）〉と、逆転のポーズを2つ〈セーツ・バンダ・サルワーンガアサナ（橋のポーズ）、ヴィパリータ・カラニ（壁に足を上げるポーズ）〉を行います。生理中の人は逆転のポーズを行わないでください。座位のポーズでは背骨を上に伸ばすために、サポートを使って座るのがよいでしょう。腰が反りすぎないように、頭の方へ長く伸ばします。ウィーラアサナ（割り座のポーズ）では膝が痛くないように十分な高さのサポートをお尻の下に置いて下さい。セーツ・バンダ・サルワーンガアサナ（橋のポーズ）で背中の下部に違和感がある場合は、腰椎周辺の緊張を取り除くために、足を高く上げ床と平行にします。

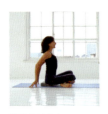
1 スカアサナ
（あぐらのポーズ）

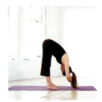
2 ウッターナアサナⅠ
（立ち前屈のポーズ）

3 アドー・ムカ・シュワーナアサナ
（犬のポーズ）

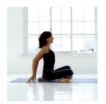
4 スカアサナ
（あぐらのポーズ）

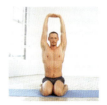
5 パールワタアサナ
（山のポーズ）

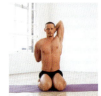
6 ゴームカアサナ
（牛の顔のポーズ）

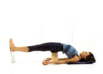
7 セーツ・バンダ・サルワーンガアサナ
（橋のポーズ）

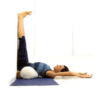
8 ヴィパリータ・カラニ
（壁に足を上げるポーズ）

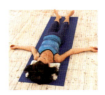
9 シャヴァアサナ
（屍のポーズ）

実践のヒント
● シークエンス1からはじめて、週の終わりにシークエンス5に進めるように、毎日練習を行います。シークエンス6〜10へ進む前に、2〜3週間この練習をくり返します。

シークエンス3　基本的な立位のポーズの強化

　パールシュヴォッターナアサナ（横立ち前屈のポーズ）をこのシークエンスで重点的に練習します。後ろ足は、他の立位のポーズよりも内側に回転させます。両方のお尻の高さをそろえて、同じ方向を向くように注意します。両方の手の下にブリックを置いてサポートし、背骨を長く伸ばすようにしてください。他のポーズよりも時間をかけて練習しましょう。

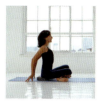
1 スカアサナ（あぐらのポーズ）

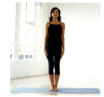
2 タ―ダアサナ（直立のポーズ）

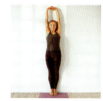
3 タ―ダアサナ（腕を伸ばした直立のポーズ）

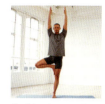
4 ブルックシャアサナ（木のポーズ）

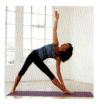
5 ウッティタ・トゥリコーナアサナ（三角形のポーズ）

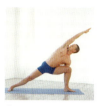
6 ウッティタ・パールシュワコーナアサナ（横角度に伸ばすポーズ）

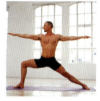
7 ウィーラバッドゥラアサナⅡ（英雄に捧げるポーズⅡ）

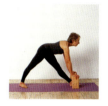
8 パールシュヴォッターナアサナ（横立ち前屈のポーズ）Ⓢ

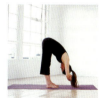
9 ウッターナアサナⅠ（立ち前屈のポーズ）

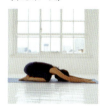
10 アドー・ムカ・ウィーラアサナ（割り座前屈のポーズ）

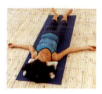
11 シャヴァアサナ（屍のポーズ）

シークエンス4　立位の基本ポーズと肩立ちのポーズ・鋤のポーズへのアプローチ

　この練習プログラムには、少し上級の立位のポーズとして、ウィーラバッドゥラアサナⅠ（英雄に捧げるポーズⅠ）が組み込まれています。後ろ足をしっかり内側に入れて、両方のお尻を最大限に回転させ平行にすることが重要です。立位のポーズでは、後ろ脚を強く、しっかり安定させます。この脚は、ポーズの"脳"の役割を果たします。肩立ちのポーズが安定しない場合は、両脚を壁にもたせるだけでも構いません。生理中の人は、サーランバ・サルワーンガアサナ（肩立ちのポーズ）とアルダ・ハラアサナ（半分の鋤のポーズ）は行わないでください。

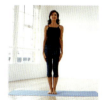
1 タ―ダアサナ（直立のポーズ）

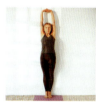
2 タ―ダアサナ（腕を伸ばした直立のポーズ）

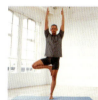
3 ブルックシャアサナ（木のポーズ）

4 ウッティタ・トゥリコーナアサナ（三角形のポーズ）

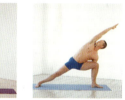
5 ウッティタ・パールシュワコーナアサナ（横角度に伸ばすポーズ）

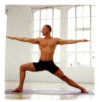
6 ウィーラバッドゥラアサナⅡ（英雄に捧げるポーズⅡ）

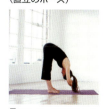
7 ウッターナアサナⅠ（立ち前屈のポーズ）

8 ウィーラバッドゥラアサナⅠ（英雄に捧げるポーズⅠ）

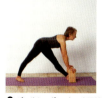
9 パールシュヴォッターナアサナⅠ（横立ち前屈のポーズ）Ⓢ

10 ウッターナアサナⅠ（立ち前屈のポーズ）Ⓢ

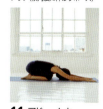
11 アドー・ムカ・ウィーラアサナ（割り座前屈のポーズ）

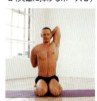
12 ゴームカアサナ（牛の顔のポーズ）

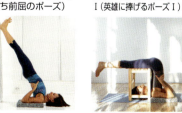
13 サーランバ・サルワーンガアサナ（肩立ちのポーズ）Ⓦ

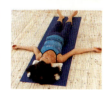
14 アルダ・ハラアサナ（半分の鋤のポーズ）

15 シャヴァアサナ（屍のポーズ）

シークエンス5　静けさと安らぎへ導く

　頭をリポートして、胸を引き上げるポーズを集中的に行います。疲れを感じていたり、気分がすぐれないようなときに、この練習プログラムが効果的です。静寂を感じるため、できるだけ長くポーズをキープしてください。普通呼吸をしながら、常に顔はリラックスした状態を保ち、完全にくつろいだ時の呼吸の深さとリズムの変化を感じましょう。アドー・ムカ・シュワーナアサナ（犬のポーズ）では、頭は下ろしても、背骨を天井に突き上げた状態を保ちます。胸をしっかり広げてスペースを作るために、肩甲骨は胸の前面部へ向けて動かします。

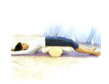
1 クロス・ボルスター（ボルスターの上で伸ばすポーズ）

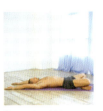
2 マツヤアサナ（簡単な魚のポーズ）

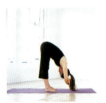
3 ウッターナアサナⅠ（立ち前屈のポーズ）

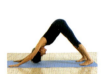
4 アドー・ムカ・シュワーナアサナ（犬のポーズ）

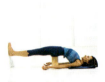
5 セーツ・バンダ・サルワーンガアサナ（橋のポーズ）

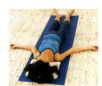
6 シャヴァアサナ（屍のポーズ）

シークエンス6　ハムストリング（太腿のうしろ側）を伸ばすポーズ

　ここに紹介する立位のポーズでは、両足の裏をしっかり床つけることで、足に意識を向けていきます。両足の5本の指すべてを床に伸ばし、脚は足首からお尻まで強く引き上げます。ウッティタ・ハスタ・パーダーングシュタアサナⅠ＆Ⅱ（足をつかみ伸ばすポーズⅠ＆Ⅱ）では、体の胸部を天井に引き上げて、体側も伸ばします。プラサーリタ・パードゥッターナアサナ（開脚立ち前屈のポーズ）は、頭を下ろす前に背骨を長く伸ばします。このポーズでは、足に注意を払ってください。足の小指側に力が入ると、ふくらはぎの側面に痛みを感じることがあります。その様な場合は、足の裏の四隅が均等に、床をしっかり押すように行ってください。

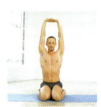
1 パールワタアサナ（山のポーズ）

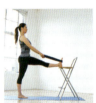
2 ウッティタ・ハスタ・パーダーングシュタアサナⅠ（足をつかみ伸ばすポーズⅠ）Ⓢ

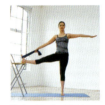
3 ウッティタ・ハスタ・パーダーングシュタアサナⅡ（足をつかみ伸ばすポーズⅡ）Ⓢ

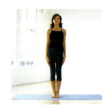
4 タ―ダアサナ（直立のポーズ）

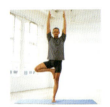
5 ブルックシャアサナ（木のポーズ）

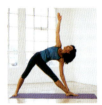
6 ウッティタ・トゥリコーナアサナ（三角形のポーズ）

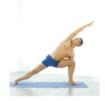
7 ウッティタ・パールシュワコーナアサナ（横角度に伸ばすポーズ）

8 ウィーラバッドゥラアサナⅡ（英雄に捧げるポーズⅡ）

9 ウィーラバッドゥラアサナⅠ（英雄に捧げるポーズⅠ）

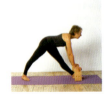
10 パールシュヴォッターナアサナ（横立ち前屈のポーズ）Ⓢ

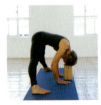
11 プラサーリタ・パードゥッターナアサナ（開脚立ち前屈のポーズ）Ⓢ

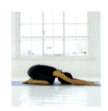
12 アドー・ムカ・ウィーラアサナ（割り座前屈のポーズ）

13 ゴームカアサナ（牛の顔のポーズ）

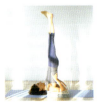
14 サーランバ・サルワーンガアサナ（肩立ちのポーズ）

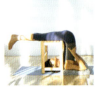
15 アルダ・ハラアサナ（半分の鋤のポーズ）

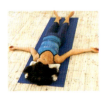
16 シャヴァアサナ（屍のポーズ）

実践のヒント
● ポーズを安定したものにするために、シークエンス1～5は2、3週間くり返してください。その後にシークエンス6～10に移ります。どれだけ練習を行うか、どのポーズを行うかは、最終的に各々が判断してください。

シークエンス7　基本的なねじりのポーズ

　ねじりのポーズでは、まず背骨を長く伸ばして、その後に体を回転させます。体を回すときは上体全体を動かします。両肩が上がらないように、首もリラックスさせて頭を回します。パールワタアサナ（山のポーズ）は、必ず肩を耳から離して首を長く伸ばしてください。

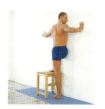
1 スタンディング・マリイッチャアサナⅠ（立ってねじるポーズ）

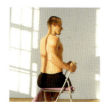
2 バラドゥワージャアサナ（椅子を使ったやさしいねじりのポーズ）

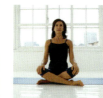
3 スカアサナ（あぐらのポーズ）

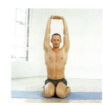
4 パールワタアサナ（山のポーズ）

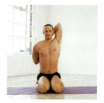
5 ゴームカアサナ（牛の顔のポーズ）

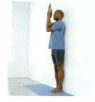
6 ガルダアサナ（鷲のポーズ）Ⓢ

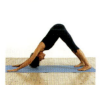
7 アドー・ムカ・シュワーナアサナ（犬のポーズ）

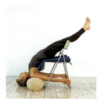
8 チェア・サルワーンガアサナ（椅子を使った肩立ちのポーズ）

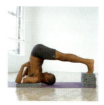
9 ハラアサナ（鋤のポーズ）

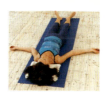
10 シャヴァアサナ（屍のポーズ）

実践のヒント
- ハラアサナ（鋤のポーズ）は、椅子でサポートしないものが練習メニューに組み込まれています。背中や首が痛い場合は、違和感が無くなるまで、サポートを使ってアルダ・ハラアサナ（半分の鋤のポーズ）を練習してください。

シークエンス8　椅子のポーズと鷲のポーズへのアプローチ

　腕を伸ばすときは、肩から指先までしっかり伸ばすように意識します。手の平は大きく広げます。ウィーラバッドゥラアサナⅠ（英雄に捧げるポーズⅠ）を実践したときに、背中に痛みを感じる場合は、両手を腰に置き、行ってください。ガルダアサナ（鷲のポーズ）は、タダアサナ（直立のポーズ）からはじめて、徐々に完成形に近づくように練習してください。

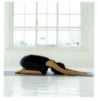
1 アドー・ムカ・ウィーラアサナ（割り座前屈のポーズ）

2 アドー・ムカ・シュワーナアサナ（犬のポーズ）

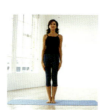
3 タダアサナ（直立のポーズ）

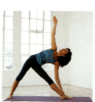
4 ウッティタ・トゥリコーナアサナ（三角形のポーズ）

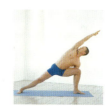
5 ウッティタ・パールシュワコーナアサナ（横角度に伸ばすポーズ）

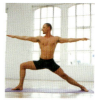
6 ウィーラバッドゥラアサナⅡ（英雄に捧げるポーズⅡ）

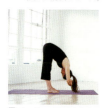
7 ウッターナアサナⅠ（立ち前屈のポーズ）

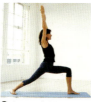
8 ウィーラバッドゥラアサナⅠ（英雄に捧げるポーズⅠ）

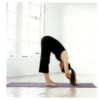
9 ウッターナアサナⅠ（立ち前屈のポーズ）

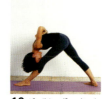
10 パールシュヴォッターナアサナ（横立ち前屈のポーズ）

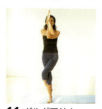
11 ガルダアサナ（鷲のポーズ）

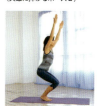
12 ウットゥカータアサナ（椅子のポーズ）

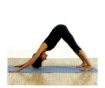
13 アドー・ムカ・シュワーナアサナ（犬のポーズ）

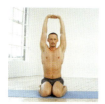
14 パールワタアサナ（山のポーズ）

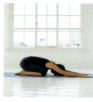
15 アドー・ムカ・ウィーラアサナ（割り座前屈のポーズ）

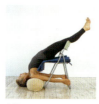
16 チェア・サルワーンガアサナ（椅子を使った肩立ちのポーズ）

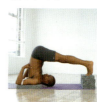
17 ハラアサナ（鋤のポーズ）Ⓢ

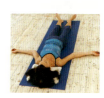
18 シャヴァアサナ（屍のポーズ）

シークエンス9　リラクゼーションの実践

　ここで紹介するポーズは、必ず胸を上げ開いて行います。ポーズの間、脳は何にもとらわれず、心は静かに呼吸へ意識を向けます。最大限の効果を得るために、ポーズは3〜5分間行ってください。スプタ・バッダコーナアサナ（仰向け合せきのポーズ）で、足の付け根が痛むようであれば、強い伸ばしを軽減するために、ももの下にブリックを置きます。スプタ・ウィーラアサナ（仰向け割り座のポーズ）で背中や膝に痛みを感じるときは、不快感が無くなるまでサポートを使って練習してください。視界に気を散らすようなものがあれば取り除き、目を閉じ静かに呼吸に集中します。

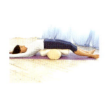
1 クロス・ボルスター（ボルスターの上で伸ばすポーズ）

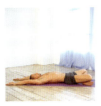
2 マツヤアサナ（簡単な魚のポーズ）

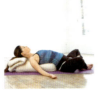
3 スプタ・バッダコーナアサナ（仰向け合せきのポーズ）

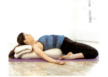
4 スプタ・ウィーラアサナ（仰向け割り座のポーズ）

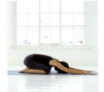
5 アドー・ムカ・ウィーラアサナ（割り座前屈のポーズ）

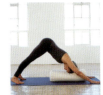
6 アドー・ムカ・シュワーナアサナ（犬のポーズ）

7 サーランバ・サルワーンガアサナ（壁を利用した肩立ちのポーズ）Ⓦ

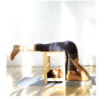
8 アルダ・ハラアサナ（半分の鋤のポーズ）

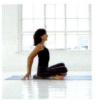
9 スカアサナ（あぐらのポーズ）

実践のヒント
● シークエンス6〜10は数週間くり返し練習してください。次の5つのシークエンスに移る前に、一つ一つのポーズの時間を長くして行います。

シークエンス10　前屈のポーズの実践

　しっかり背骨を伸ばして座位のポーズをとるために、サポートの上に座って行います。前屈では、背骨をへこませるようにして上体を引き上げ、両肩を上げないよう肩甲骨を中に入れて胸を開いてください。背中が痛い場合は、足にヨガベルトをかけて上体と足の角度を調整すると、痛みなくポーズを行うことができます。ヨガベルトを使う時は、腕をまっすぐ伸ばします。ウールドゥワ・プラサーリタ・パーダアサナ（両足を垂直に伸ばすポーズ）では、座骨からかかとまで、両脚の後ろ側全体が壁につくようにします。

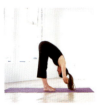
1 ウッターナアサナⅠ（立ち前屈のポーズ）

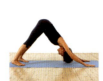
2 アドー・ムカ・シュワーナアサナ（犬のポーズ）

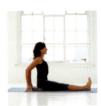
3 ダンダアサナ（丸太のポーズ）

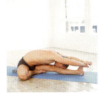
4 ジャーヌ・シールシャアサナ（頭を膝につけるポーズ）

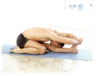
5 トゥリアンガ・ムカイカパーダ・パスチモッターナアサナ（割り座で前屈するポーズ）

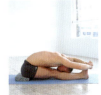
6 パスチモッターナアサナ（前屈のポーズ）

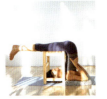
7 アルダ・ハラアサナ（半分の鋤のポーズ）

8 セーツ・バンダ・サルワーンガアサナ（橋のポーズ）

9 ウールドゥワ・プラサーリタ・パーダアサナ（両足を垂直に伸ばすポーズ）

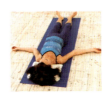
10 シャヴァアサナ（屍のポーズ）

シークエンス11　立位のポーズを長い時間キープする

　このシークエンスでは、立位のポーズを強化するために、注意深く細部に意識を向けます。ポーズを行っているときに辛く感じるようであれば、なぜそうなったのかを考えてみましょう。このように理解を深めることで、ポーズをとったときに起こる不快感が軽減されていきます。これまでポーズをキープしていた時間よりも、少し長めにポーズを行ってください。

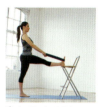
1 ウッティタ・ハスタ・パーダーングシュタアサナⅠ（足をつかみ伸ばすポーズⅠ）

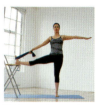
2 ウッティタ・ハスタ・パーダーングシュタアサナⅡ（足をつかみ伸ばすポーズⅡ）Ⓢ

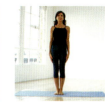
3 ターダアサナ（直立のポーズ）

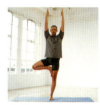
4 ブルックシャアサナ（木のポーズ）

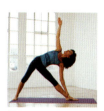
5 ウッティタ・トゥリコーナアサナ（三角形のポーズ）

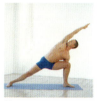
6 ウッティタ・パールシュワコーナアサナ（横角度に伸ばすポーズ）

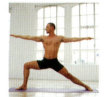
7 ウィーラバッドゥラアサナⅡ（英雄に捧げるポーズⅡ）

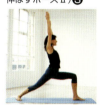
8 ウィーラバッドゥラアサナⅠ（英雄に捧げるポーズⅠ）

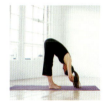
9 ウッターナアサナⅠ（立ち前屈のポーズ）

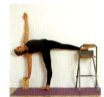
10 アルダ・チャンドゥラアサナ（半月のポーズ）Ⓢ

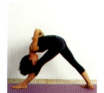
11 パールシュヴォッターナアサナ（横立ち前屈のポーズ）

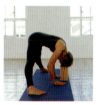
12 プラサーリタ・パードゥッターナアサナ（開脚立ち前屈のポーズ）Ⓢ

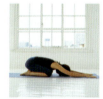
13 アドー・ムカ・ウィーラアサナ（割り座前屈のポーズ）

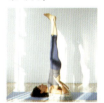
14 サーランバ・サルワーンガアサナ（肩立ちのポーズ）

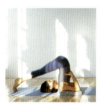
15 ハラアサナ（鋤のポーズ）

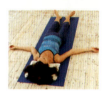
16 シャヴァアサナ（屍のポーズ）

実践のヒント
- このシークエンスは、他のシークエンスよりも、それぞれのポーズをキープする時間を長くとります。

シークエンス12　背中を伸ばして前屈のポーズを長い時間キープする

　背中をへこませるようにして前屈を行うことで、背骨の弾力性を高め、胸を開いていきます。上体は全体を長く伸ばしてください。顔を上げたときに、首の後ろを締め付けないように注意しましょう。

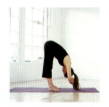
1 ウッターナアサナⅠ（立ち前屈のポーズ）

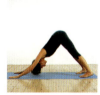
2 アドー・ムカ・シュワーナアサナ（犬のポーズ）

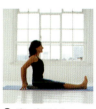
3 ダンダアサナ（丸太のポーズ）

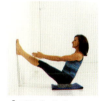
4 パリプールナ・ナーヴァアサナ（舟のポーズ）

5 ジャーヌ・シールシャアサナ（頭を膝につけるポーズ）

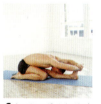
6 トゥリアンガ・ムカイカパーダ・パスチモッターナアサナ（割り座で前屈するポーズ）

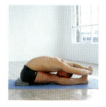
7 パスチモッターナアサナ（前屈のポーズ）

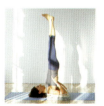
8 サーランバ・サルワーンガアサナ（肩立ちのポーズ）

9 ハラアサナ（鋤のポーズ）

10 シャヴァアサナ（屍のポーズ）

実践のヒント
- パリプールナ・ナーヴァアサナ（舟のポーズ）では、上体を引き上げるようにします。腰が痛むようならば、手の指先を床につけて行います。

シークエンス13　基本的な立位のポーズと座位のポーズの組み合わせ

緊張しないように、落ち着いた状態で立位のポーズを行うようにしましょう。ポーズのテクニックを身体に覚え込ませることで、ポーズをする感覚から、ポーズの中に"住る"という状態となり、心理的な効果があらわれてきます。

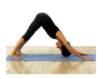
1 アドー・ムカ・シュワーナアサナ（犬のポーズ）

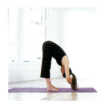
2 ウッターナアサナⅠ（立ち前屈のポーズ）

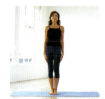
3 タードアサナ（直立のポーズ）

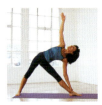
4 ウッティタ・トゥリコーナアサナ（三角形のポーズ）

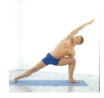
5 ウッティタ・パールシュワコーナアサナ（横角度に伸ばすポーズ）

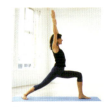
6 ウィーラバッドゥラアサナⅠ（英雄に捧げるポーズⅠ）

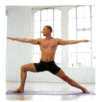
7 ウィーラバッドゥラアサナⅡ（英雄に捧げるポーズⅡ）

8 アルダ・チャンドゥラアサナ（半月のポーズ）Ⓢ

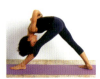
9 パールシュヴォッターナアサナ（横立ち前屈のポーズ）

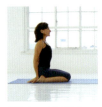
10 ウィーラアサナ（割り座のポーズ）

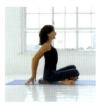
11 スカアサナ（あぐらのポーズ）

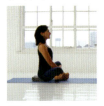
12 バッダ・コーナアサナ（合せきのポーズ）

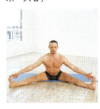
13 ウパヴィシュタコーナアサナ（開脚のポーズ）

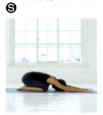
14 アドー・ムカ・ウィーラアサナ（割り座前屈のポーズ）

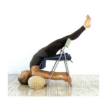
15 チェア・サルワーンガアサナ（椅子を使った肩立ちのポーズ）

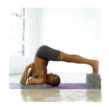
16 ハラアサナ（鋤のポーズ）Ⓢ

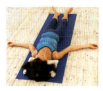
17 シャヴァアサナ（屍のポーズ）

シークエンス14　ねじりのポーズと前屈のポーズの組み合わせ

はじめの2つのねじりのポーズを終えると、背骨が伸びて回転しやすくなるので、前屈が簡単にできるようになります。このシークエンスでは、すべての前屈のポーズを行い、上体をしっかり伸ばして、できれば両手で足をつかみます。手が足に届かない場合や背中に痛みを感じるときは、足にヨガベルトをかけて行います。

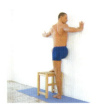
1 スタンディング・マリイッチャアサナⅠ（立ってねじるポーズ）

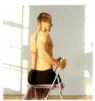
2 バラドゥワージャアサナ（椅子を使ったやさしいねじりのポーズ）

3 アドー・ムカ・シュワーナアサナ（犬のポーズ）

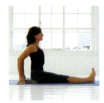
4 ダンダアサナ（丸太のポーズ）

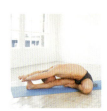
5 ジャーヌ・シールシャアサナ（頭を膝につけるポーズ）

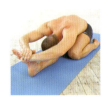
6 トゥリアンガ・ムカイカパーダ・パスチモッターナアサナ（割り座で前屈するポーズ）

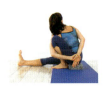
7 ツイスト・マリイッチャアサナⅠ（膝を立て手首をつかむポーズ）

8 パスチモッターナアサナ（前屈のポーズ）

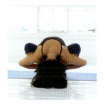
9 マーラアサナ（花輪のポーズ）

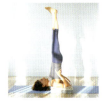
10 サーランバ・サルワーンガアサナ（肩立ちのポーズ）

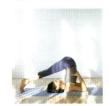
11 ハラアサナ（鋤のポーズ）

12 シャヴァアサナ（屍のポーズ）

シークエンス15　リラックスと回復のポーズ

　このシークエンスは、急がずに余裕をもって、ポーズは5分以上行ってください。胸を引き上げて開き、目はやさしく閉じておきます。顔の表情をリラックスさせて、脳を穏やかに保ち、呼吸に意識を向けます。ただし、眠ることのないように注意してください。すべてのポーズで背中を楽な状態にして、必要ならばサポートを使用してください。

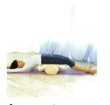
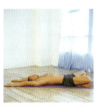
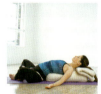
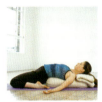
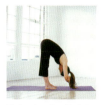
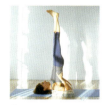

1 クロス・ボルスター（ボルスターの上で伸ばすポーズ）
2 マツヤアサナ（簡単な魚のポーズ）
3 スプタ・バッダコーナアサナ（仰向け合せきのポーズ）
4 スプタ・ウィーラアサナ（仰向け割り座のポーズ）
5 ウッターナアサナⅠ（立ち前屈のポーズ）
6 サーランバ・サルワーンガアサナ（肩立ちのポーズ）

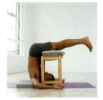
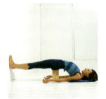
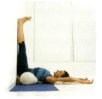
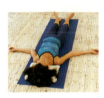

7 アルダ・ハラアサナ（半分の鋤のポーズ）Ⓢ
8 セーツ・バンダ・サルワーンガアサナ（ブリックを使った橋のポーズ）
9 ヴィパリータ・カラニ（壁に足を上げるポーズ）
10 シャヴァアサナ（屍のポーズ）

実践のヒント
● ここでポーズをしっかり練習した後に、前に難しいと感じたポーズに戻って、それらをやさしいと感じるまで練習を行ってください。

シークエンス16　立位のポーズと立位前屈のポーズ

　この練習プログラムを完全に行うには約2時間かかります。途中で疲れを感じた場合は、ウッターナアサナⅠで脳を休めて身体を回復させます。特にサーランバ・サルワーンガアサナ（肩立ちのポーズ）とハラアサナ（鋤のポーズ）は、時間をかけて行ってください。

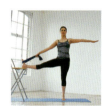
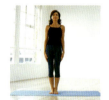
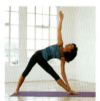
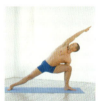
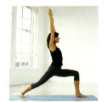
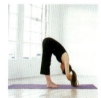

1 ウッティタ・ハスタ・パーダーングシュタアサナⅠ＆Ⅱ（足をつかみ伸ばすポーズⅠ＆Ⅱ）
2 タータアサナ（直立のポーズ）
3 ウッティタ・トゥリコーナアサナ（三角形のポーズ）
4 ウッティタ・パールシュワコーナアサナ（横角度に伸ばすポーズ）
5 ウィーラバッドゥラアサナⅠ（英雄に捧げるポーズⅠ）
6 ウッターナアサナⅠ（立ち前屈のポーズ）

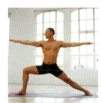
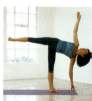
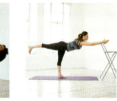
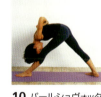
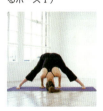
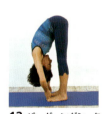

7 ウィーラバッドゥラアサナⅡ（英雄に捧げるポーズⅡ）
8 アルダ・チャンドゥラアサナ（半月のポーズ）
9 ウィーラバッドゥラアサナⅢ（英雄に捧げるポーズⅢ）Ⓢ
10 パールシュヴォッターナアサナ（横立ち前屈のポーズ）
11 プラサーリタ・パードゥッターナアサナ（開脚立ち前屈のポーズ）
12 パーダーングシュタアサナ（足をつかみ前屈するポーズ）

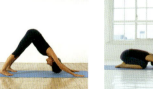
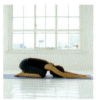
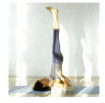
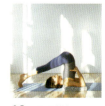
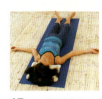

13 アドー・ムカ・シュワーナアサナ（犬のポーズ）
14 アドー・ムカ・ウィーラアサナ（割り座前屈のポーズ）
15 サーランバ・サルワーンガアサナ（肩立ちのポーズ）
16 ハラアサナ（鋤のポーズ）
17 シャヴァアサナ（屍のポーズ）

シークエンス17　前屈のポーズを強化するメニューとねじりのポーズ

ここで行う座位のポーズでは、胸を引き上げて開き、大きく広げていきます。背骨を引き上げるために、サポートの上に座って行いましょう。ねじりのポーズは、回転させる前に背骨をしっかり伸ばします。そして座骨は、サポートの上で安定した状態にしておきます。前屈を行う時間を長くして、頭のなかを穏やかに保ちます。

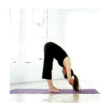
1 ウッターナアサナI（立ち前屈のポーズ）

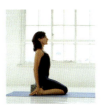
2 ウィーラアサナ（割り座のポーズ）

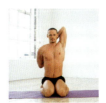
3 ゴームカアサナ（牛の顔のポーズ）

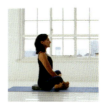
4 バッダ・コーナアサナ（合せきのポーズ）

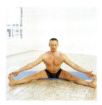
5 ウパヴィシュタコーナアサナ（開脚のポーズ）

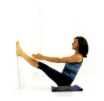
6 パリプールナ・ナーヴァアサナ（舟のポーズ）Ⓦ

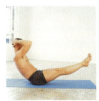
7 アルダ・ナーヴァアサナ（小舟のポーズ）

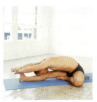
8 ジャーヌ・シールシャアサナ（頭を膝につけるポーズ）

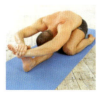
9 トゥリアンガ・ムカイカパーダ・パスチモッターナアサナ（割り座で前屈するポーズ）

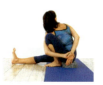
10 ツイスト・マリイッチャアサナI（膝を立て手首をつかむポーズ）

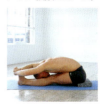
11 パスチモッターナアサナ（前屈のポーズ）

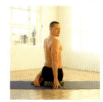
12 バラドゥワージャアサナI（やさしいねじりのポーズ）

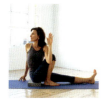
13 マリイッチャアサナⅢ（膝を立ててねじるポーズ）

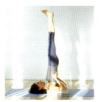
14 サーランバ・サルワーンガアサナ（肩立ちのポーズ）

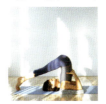
15 ハラアサナ（鋤のポーズ）

16 シャヴァアサナ（屍のポーズ）

実践のヒント
- パリプールナ・ナーヴァアサナ（舟のポーズ）とアルダ・ナーヴァアサナ（小舟のポーズ）は、両脚をまっすぐ伸ばすように頑張ってみましょう。背中に痛みを感じる場合は、膝を曲げて行います。

シークエンス18　難易度の高い立位のポーズ

ここではスタミナや持続力、柔軟性を高めていきます。このシークエンスのポーズは、簡単にできるものではありませんが、その分達成感を味わうことができるものです。ウィーラバッドゥラアサナⅢ（英雄に捧げるポーズⅢ）は、手先だけをサポートして、腕は強く指先へ向けて伸ばしながら、上げている足は頭から離すように反対方向に伸ばします。

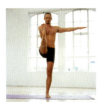
1 ウッティタ・ハスタ・パーダーングシュタアサナI&Ⅱ（足をつかみ伸ばすポーズI&Ⅱ）

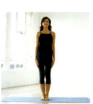
2 タダーアサナ（直立のポーズ）

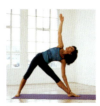
3 ウッティタ・トゥリコーナアサナ（三角形のポーズ）

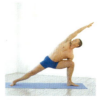
4 ウッティタ・パールシュワコーナアサナ（横角度に伸ばすポーズ）

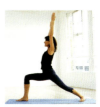
5 ウィーラバッドゥラアサナI（英雄に捧げるポーズI）

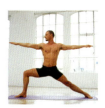
6 ウィーラバッドゥラアサナⅡ（英雄に捧げるポーズⅡ）

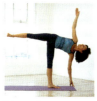
7 アルダ・チャンドゥラアサナ（半月のポーズ）

8 ウィーラバッドゥラアサナⅢ（英雄に捧げるポーズⅢ）Ⓢ

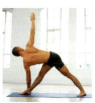
9 パリブルッタ・トゥリコーナアサナ（回転した三角形のポーズ）

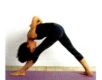
10 パールシュヴォッターナアサナ（横立ち前屈のポーズ）

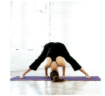
11 プラサーリタ・パードゥッターナアサナ（開脚立ち前屈のポーズ）

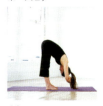
12 ウッターナアサナI（立ち前屈のポーズ）
13 シャヴァアサナ（屍のポーズ）

シークエンス19　リラクゼーションのポーズ

このリラクゼーションの練習プログラムでは、前屈は頭をサポートして行います。いったん頭をサポートの上に置けば、頭のなかは静かに落ち着いて、呼吸に意識を向けることができます。サポートを使って行う前屈は、どこかを緊張させたり、力を入れてはいけません。ただ身体をポーズの形に合わせて身を任せましょう。

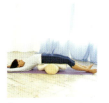
1 クロス・ボルスター（ボルスターの上で伸ばすポーズ）

2 ウィーラアサナ（割り座のポーズ）

3 ジャーヌ・シールシャアサナ（頭を膝につけるポーズ）

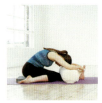
4 トゥリアンガ・ムカイカパーダ・パスチモッターナアサナ（割り座で前屈するポーズ）

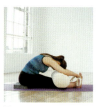
5 パスチモッターナアサナ（前屈のポーズ）

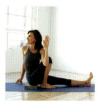
6 マリイッチャアサナⅢ（膝を立ててねじるポーズ）

7 サーランバ・サルワーンガアサナ（肩立ちのポーズ）Ⓦ

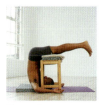
8 アルダ・ハラアサナ（半分の鋤のポーズ）Ⓢ

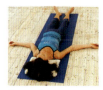
9 シャヴァアサナ（屍のポーズ）

実践のヒント
- この練習プログラムが難しい場合は、シークエンス1に戻ります。すべてのシークエンスを早く終えようとしてはいけません。前に進むことを急いで体に痛みを感じたり、ポーズをとることに不快感を覚えるよりも、ゆっくり一つ一つ着実に進んでいく方が賢明です。

シークエンス20　背骨のウォーミングアップと立位のポーズ

ウールドゥワ・ムカ・シュワーナアサナ（顔を上に向けた犬のポーズ）は、後屈への準備のポーズのひとつです。足先の真ん中をしっかり床につけて、両脚の内側を天井の方へ引き上げるようにします。ひじと膝は伸ばしてしっかりさせます。体を床から離すのが難しい場合は、手の下にブリックを置いて、つま先を立てて行いましょう。

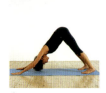
1 アドー・ムカ・シュワーナアサナ（犬のポーズ）

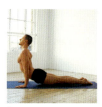
2 ウールドゥワ・ムカ・シュワーナアサナ（顔を上に向けた犬のポーズ）

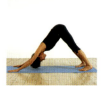
3 アドー・ムカ・シュワーナアサナ（犬のポーズ）

4 ウールドゥワ・ムカ・シュワーナアサナ（顔を上に向けた犬のポーズ）

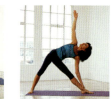
5 ウッティタ・トゥリコーナアサナ（三角形のポーズ）

6 ウッティタ・パールシュワコーナアサナ（横角度に伸ばすポーズ）

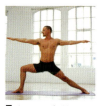
7 ウィーラバッドゥラアサナⅡ（英雄に捧げるポーズⅡ）

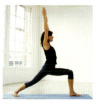
8 ウィーラバッドゥラアサナⅠ（英雄に捧げるポーズⅠ）

9 パールシュヴォッターナアサナ（横立ち前屈のポーズ）

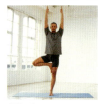
10 ブルックシャアサナ（木のポーズ）

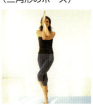
11 ガルダアサナ（鷲のポーズ）

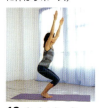
12 ウットゥカータアサナ（椅子のポーズ）

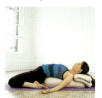
13 スプタ・ウィーラアサナ（仰向け割り座のポーズ）

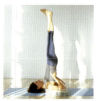
14 サーランバ・サルワーンガアサナ（肩立ちのポーズ）

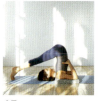
15 ハラアサナ（鋤のポーズ）

16 シャヴァアサナ（屍のポーズ）

実践のヒント
- 胸を開き背骨を上に伸ばすことで、立位のポーズが簡単にとれるようになり、上達していきます。

シークエンス21　膝を柔軟にする座位のポーズ

　パッドゥマアサナ（蓮の花のポーズ）を間違った方法で行うと、膝を痛めてしまうので、決して力任せにポーズをとらないでください。パッドゥマアサナをする前に、何度かスカアサナ（あぐらのポーズ）を行って、股関節と膝の関節をほぐします。その後に、片方の脚をスカアサナにしてパッドゥマアサナをします。練習を根気強く続けることで、忍耐力や決断力を養いながら、自分の目標に到達することができるのです。

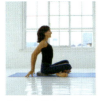 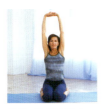 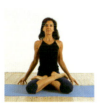 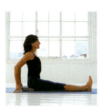 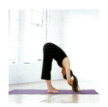 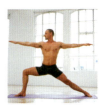

1 スカアサナ（あぐらのポーズ）
2 パールワタアサナ（山のポーズ）
3 パッドゥマアサナ（蓮の花のポーズ）
4 ダンダアサナ（丸太のポーズ）
5 ウッターナアサナI（立ち前屈のポーズ）
6 ウィーラバッドゥラアサナII（英雄に捧げるポーズII）

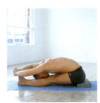 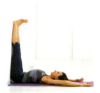 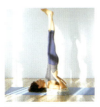 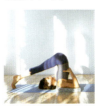 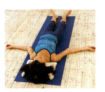

7 パスチモッターナアサナ（前屈のポーズ）
8 ウールドゥワ・プラサーリタ・パーダアサナ（両足を垂直に伸ばすポーズ）
9 サーランバ・サルワーンガアサナ（肩立ちのポーズ）
10 ハラアサナ（鋤のポーズ）
11 シャヴァアサナ（屍のポーズ）

シークエンス22　回転した立位のポーズの実践と座位のポーズ

　数種類のポーズを行うこの練習プログラムは、スタミナ、筋肉の強度、柔軟性が求められるため、練習には注意を払うことが必要です。立位のポーズでは、必要に応じて、ポーズの間にウッターナアサナI（立ち前屈のポーズ）を行い、休みを取ってください。この練習は2時間以上かけて行います。ポーズは左右2回ずつ行い、最後に10分間、屍のポーズで休みます。

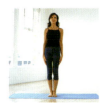

1 タダアサナ（直立のポーズ）
2 ウッティタ・トゥリコーナアサナ（三角形のポーズ）
3 ウッティタ・パールシュワコーナアサナ（横角度に伸ばすポーズ）
4 ウィーラバッドゥラアサナI（英雄に捧げるポーズI）
5 ウィーラバッドゥラアサナII（英雄に捧げるポーズII）
6 パリブルッタ・トゥリコーナアサナ（回転した三角形のポーズ）

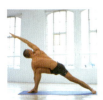   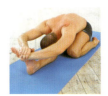 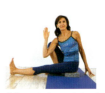 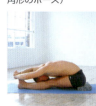

7 パリブルッタ・パールシュワコーナアサナ（回転した横角度に伸ばすポーズ）
8 パールシュヴォッターナアサナ（横立ち前屈のポーズ）
9 ジャーヌ・シールシャアサナ（頭を膝につけるポーズ）
10 トゥリアンガ・ムカイカパーダ・パスチモッターナアサナ（割り座で前屈するポーズ）
11 ツイスト・マリイッチャアサナI（膝を立て手首をつかむポーズ）
12 パスチモッターナアサナ（前屈のポーズ）

  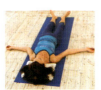

13 サーランバ・サルワーンガアサナ（肩立ちのポーズ）
14 ハラアサナ（鋤のポーズ）
15 シャヴァアサナ（屍のポーズ）

シークエンス23　リラクゼーションのポーズとプラナヤーマ（深い呼吸）

　胸を開いて、深いリラクゼーションの効果を得るために、この練習プログラムは時間を長めに行いましょう。プラナヤーマでは、呼吸器官を緊張させたり興奮せずに、吸気と呼気ともに、静かに、滑らかに、ゆったりと行います。プラナヤーマは量ではなく質が大切です。不快に感じたり、息苦しく感じる場合は、普通呼吸に戻してください。

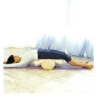 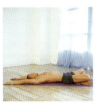 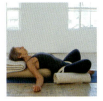 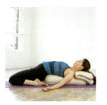 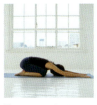 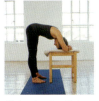

1 クロス・ボルスター（ボルスターの上で伸ばすポーズ）　**2** マツヤアサナ（簡単な魚のポーズ）　**3** スプタ・バッダコーナアサナ（仰向け合せきのポーズ）Ⓢ　**4** スプタ・ウィーラアサナ（仰向け割り座のポーズ）　**5** アドー・ムカ・ウィーラアサナ（割り座前屈のポーズ）　**6** ウッターナアサナⅠ（立ち前屈のポーズ）Ⓢ

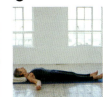 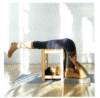 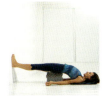 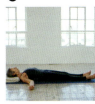

7 アドー・ムカ・シュワーナアサナ（犬のポーズ）Ⓢ　**8** チェア・サルワーンガアサナ（椅子を使った肩立ちのポーズ）　**9** アルダ・ハラアサナ（半分の鋤のポーズ）　**10** セーツ・バンダ・サルワーンガアサナ（橋のポーズ）　**11** シャヴァアサナ（屍のポーズ）　**12** プラナヤーマ（深い呼吸）

シークエンス24　立位のポーズを深く理解し強化する

　このシークエンスは、両脚の裏面をしっかり伸ばすことに集中して行います。タダアサナ（直立のポーズ）に時間をとって、足先から頭のてっぺんまで自分のポーズをよく分析して正していきます。タダアサナから学んだことを活かしながら、立位のポーズを2回ずつ行います。そうすることで、あなたのポーズの対する理解が深まり、実践へと結びついていくのです。サーランバ・サルワーンガアサナ（肩立ちのポーズ）とハラアサナ（鋤のポーズ）は、時間を長くとって行いましょう。

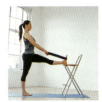 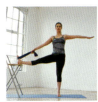 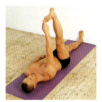 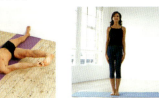 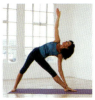

1 ウッティタ・ハスタ・パーダーングシュタアサナⅠ（足をつかみ伸ばすポーズⅠ）Ⓢ　**2** ウッティタ・ハスタ・パーダーングシュタアサナⅡ（足をつかみ伸ばすポーズⅡ）Ⓢ　**3** スプタ・パーダングシュタアサナⅠ（仰向けで足を伸ばすポーズⅠ）　**4** スプタ・パーダングシュタアサナⅡ（仰向けで足を伸ばすポーズⅡ）　**5** タダアサナ（直立のポーズ）　**6** ウッティタ・トゥリコーナアサナ（三角形のポーズ）

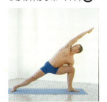 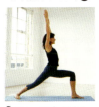 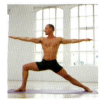 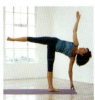 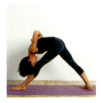 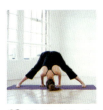

7 ウッティタ・パールシュワコーナアサナ（横角度に伸ばすポーズ）　**8** ウィーラバッドゥラアサナⅠ（英雄に捧げるポーズⅠ）　**9** ウィーラバッドゥラアサナⅡ（英雄に捧げるポーズⅡ）　**10** アルダ・チャンドゥラアサナ（半月のポーズ）　**11** パールシュヴォッターナアサナ（横立ち前屈のポーズ）　**12** プラサーリタ・パードゥッターナアサナ（開脚立ち前屈のポーズ）

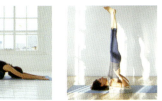 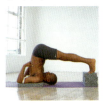 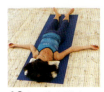

13 アドー・ムカ・ウィーラアサナ（割り座前屈のポーズ）　**14** サーランバ・サルワーンガアサナ（肩立ちのポーズ）　**15** ハラアサナ（鋤のポーズ）Ⓢ　**16** シャヴァアサナ（屍のポーズ）

シークエンス25　背骨を柔軟にして座位のポーズを深く理解する

アドー・ムカ・シュワーナアサナ（犬のポーズ）とウールドゥワ・ムカ・シュワーナアサナ（顔を上に向けた犬のポーズ）は、胸を開き、背骨を長く伸ばしながら、3回ずつ練習します。ウールドゥワ・ムカ・シュワーナアサナは、首の後ろを縮めずに顔を上げて、頭を楽な位置に置きます。ダンダアサナ（丸太のポーズ）、アルダ・ナーヴァアサナ（小舟のポーズ）、パスチモッターナアサナ（前屈のポーズ）では、脚の後ろ側をしっかり長く伸ばして、太ももと膝で床を押すようにします。バッダ・コーナアサナ（合せきのポーズ）とウパヴィシュタコーナアサナ（開脚のポーズ）は、恥骨からあごまで体の前面を伸ばして、肩甲骨を中に入れるようにして、胸を上げて開きます。バラドゥワージャアサナⅠ（やさしいねじりのポーズ）では、呼吸をさらに深めてねじりを強めていきます。

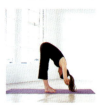 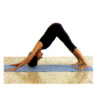 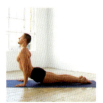 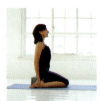 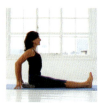 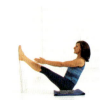

1 ウッターナアサナⅠ（立ち前屈のポーズ）　2 アドー・ムカ・シュワーナアサナ（犬のポーズ）　3 ウールドゥワ・ムカ・シュワーナアサナ（顔を上に向けた犬のポーズ）　4 ウィーラアサナ（割り座のポーズ）　5 ダンダアサナ（丸太のポーズ）　6 パリプールナ・ナーヴァアサナ（舟のポーズ）Ⓢ

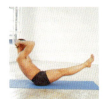 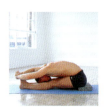 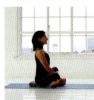 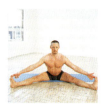 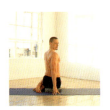 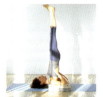

7 アルダ・ナーヴァアサナ（小舟のポーズ）　8 パスチモッターナアサナ（前屈のポーズ）　9 バッダ・コーナアサナ（合せきのポーズ）　10 ウパヴィシュタコーナアサナ（開脚のポーズ）　11 バラドゥワージャアサナⅠ（やさしいねじりのポーズ）　12 サーランバ・サルワーンガアサナ（肩立ちのポーズ）

シークエンス26　背骨を柔軟にする立位のポーズとうつ伏せのポーズ

このシークエンスでは、立位のポーズを終えた後に、アドー・ムカ・シュワーナアサナ（犬のポーズ）とウールドゥワ・ムカ・シュワーナアサナ（顔を上に向けた犬のポーズ）を続けて行います。これで次のシャラバアサナ（バッタのポーズ）への背骨の準備します。ウールドゥワ・ムカ・シュワーナアサナとシャラバアサナで、恥骨と仙骨を床に向けて動かし、腰の痛みを軽減します。シャラバアサナは両脚そろえて行い、背中に痛みを感じるようであれば少しだけ足を離します。両脚はかかとに向けてしっかりと伸ばし、足の裏を長く広げます。腕は肩から長く伸ばし、手のひらは上向きにし指先まで伸ばします。できるかぎり胸を開いて引き上げ、目はやさしく前方を見つめ続けます。シャラバアサナの後は、アドー・ムカ・シュワーナアサナ、ウールドゥワ・ムカ・シュワーナアサナを静かに行って、背骨をやさしくほぐしていきます。アルダ・ハラアサナ（半分の鋤のポーズ）では、背中を楽な状態にして行い、シャヴァアサナ（屍のポーズ）で痛みを感じるようであれば、足を椅子の上にのせて休んでください。

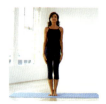 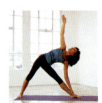 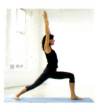 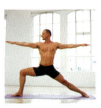 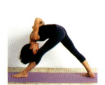

1 タダアサナ（直立のポーズ）　2 ウッティタ・トゥリコーナアサナ（三角形のポーズ）　3 ウッティタ・パールシュワコーナアサナ（横角度に伸ばすポーズ）　4 ウィーラバッドゥラアサナⅠ（英雄に捧げるポーズⅠ）　5 ウィーラバッドゥラアサナⅡ（英雄に捧げるポーズⅡ）　6 パールシュヴォッターナアサナ（横立ち前屈のポーズ）

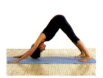 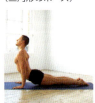 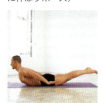 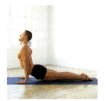 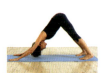 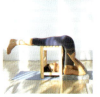

7 アドー・ムカ・シュワーナアサナ（犬のポーズ）　8 ウールドゥワ・ムカ・シュワーナアサナ（顔を上に向けた犬のポーズ）　9 シャラバアサナ（バッタのポーズ）　10 ウールドゥワ・ムカ・シュワーナアサナ（顔を上に向けた犬のポーズ）　11 アドー・ムカ・シュワーナアサナ（犬のポーズ）　12 アルダ・ハラアサナ（半分の鋤のポーズ）　13 シャヴァアサナ（屍のポーズ）

シークエンス27　リラクゼーションのポーズとプラナヤーマ（呼吸法）

　これらのサポートを使った休息のポーズでは、あるがままの状態で行いましょう。身体を落ち着かせて、呼吸に意識を集中します。もしも身体がリラックスできないと、脳もその状態に従ってしまいます。前屈で頭をサポートの上に置き休めると、腹部が柔らかくなって、肩と背中がリラックスし、顔、口、喉の力が抜けていきます。心を呼吸に合わせ、呼吸を心に合わせ、心と呼吸を一体にします。プラナヤーマを、緊張のないゆったりとした状態で、長めに行ってください。

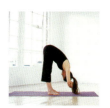
1 ウッターナアサナ I（立ち前屈のポーズ）

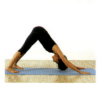
2 アドー・ムカ・シュワーナアサナ（犬のポーズ）Ⓢ

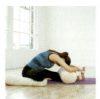
3 ジャーヌ・シールシャアサナ（頭を膝につけるポーズ）Ⓢ

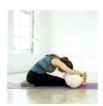
4 パスチモッターナアサナ（前屈のポーズ）Ⓢ

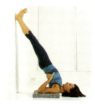
5 サーランバ・サルワーンガアサナ（肩立ちのポーズ）Ⓦ

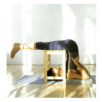
6 アルダ・ハラアサナ（半分の鋤のポーズ）

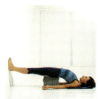
7 セーツ・バンダ・サルワーンガアサナ（橋のポーズ）

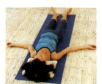
8 シャヴァアサナ（屍のポーズ）

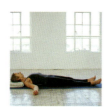
9 プラナヤーマ

シークエンス28　太陽礼拝のポーズ（スーリャナマスカーラ）

　この短い練習プログラムは、ポーズの動きが、次のポーズへと繋がりながら、ひとつの流れで構成されています。これまで紹介した27のシークエンスを修得して、ポーズに対する理解と認識を深めてはじめて行うべきものです。このポーズの流れは、体調や練習可能な時間など、状況に合わせて4〜12回行ってください。スーリャナマスカーラは、それぞれのポーズで数回呼吸をして、次のポーズへと動きが流れていきます。日々練習をすることで、可動性や注意深さ、機敏さ、スピード感が高まり、意志の強さや強靭な肉体が養われます。また、脳がリフレッシュして、働きが活発になります。

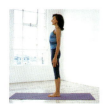
1 ターダアサナ（直立のポーズ）

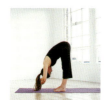
2 息を吐いて、ウッターナアサナ I（立ち前屈のポーズ）

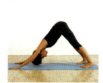
3 足を後ろに下げて、アドー・ムカ・シュワーナアサナ（犬のポーズ）

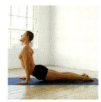
4 息を吸って身体を前に乗り出し、ウールドゥワ・ムカ・シュワーナアサナ（顔を上に向けた犬のポーズ）

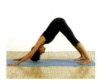
5 息を吐いて、アドー・ムカ・シュワーナアサナ（犬のポーズ）に戻る

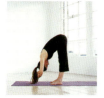
6 次の吐く息で、ジャンプして戻り、ウッターナアサナ I（立ち前屈のポーズ）

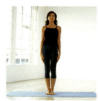
7 息を吐き、腕を楽にして、ターダアサナ（直立のポーズ）に戻る

実践のヒント
- 心臓に問題がある人や生理中の人は行わないでください。
- ジャンプまたはステップで次のポーズへ移る前に、各ポーズで3〜4回呼吸します。
- ポーズからポーズへ移行するときも、吸って吐く呼吸のリズムを崩さないようにします。
- 4〜12回くり返してください。
- すべて終わったら、回復させるためにウッターナアサナ I（立ち前屈のポーズ）で休みます。

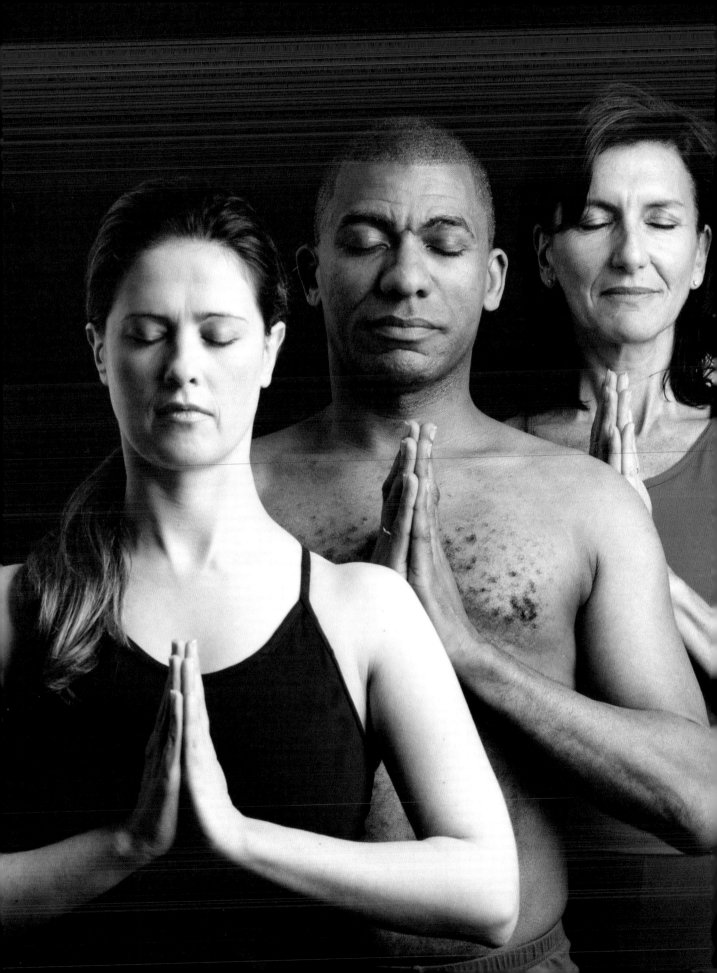

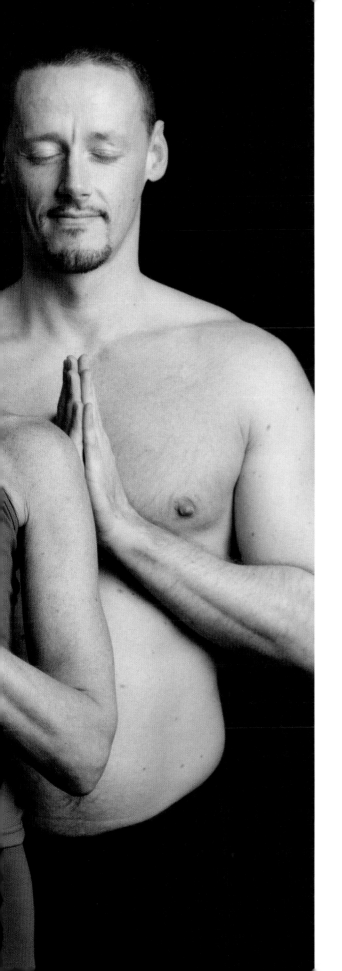

ヨガ
セラピー

"ヨガの治療体系は、できる限り身体を、本来の自然な状態で機能させることが前提となっている。それぞれの症状に対して有効なアサナを実践すると、まず身体全体が回復して、それから病気の原因が改善されていくのだ"
B.K.S. Iyengar

セラピーとしてのヨガ

ヨガセラピー

ヨガは怪我をしたり、不調をそのまま放っておいた身体の部位を治して、その機能を高めていきます。アサナで身体を動かすと血行がよくなり、傷ついた関節や筋肉、臓器を刺激します。ヨガを実践することで、痛みに対する閾値（境界線）が高まるのです。この章では、直接生命にかかわることのない疾患に対して、それらを改善するためのポーズを選んで構成した、シークエンスを紹介しています。道具を使いながらポーズを行うので、症状や身体のコンディションに関わらず、すべての人が実践することができます。

ヨガでの治療

疲れていたり気力がないときには、道具を使ってポーズを練習するのがよいでしょう。バランスが保たれて、リラックスした状態で身体をしっかりストレッチすることができます。心に平静を感じることがヒーリングのはじめの一歩です。

ヨガの実践が完全な治療とならない場合もありますが、ほとんどは身体のコンディションから起こる痛みや不快感を緩和して、自信と士気を高めます。前向きに辛抱強くアサナを行うことで、頭のなかを鎮めて神経を落ち着かせていきます。痛みによる不安が軽減すると、実際の痛みも和らぎ、閾値（境界線）も高まるのです。

私が最後にインドを訪れたとき、アイアンガー師と娘のギータ先生によるメディカルクラスでアシスタントをする機会に恵まれ、それからロンドンのアイアンガー・インスティテュートでメディカルのクラスを教えました。この2つの経験は、私にとってたいへん興味深いものでした。扱う疾患のいくつかは、とても深刻なものであったこと、そして、実践者の純粋な決断力とやる気に衝撃を受けたのです。私が担当した76歳のインド人女性は、腰と膝に重度の問題があり、歩くこともままならず、常に痛みを抱えていました。私たちは用意されたシークエンスを、道具を使いながら実践しましたが、明らかに彼女は痛みを感じていました。けれど彼女は、熱心に、根気強くポーズを行い、終わるころには、クラスに来たときに比べて著しい変化を遂げていました。身体の柔軟性、流動性は高まり、歩行も向上していて、痛みは減少していたのです。何よりもそれは、彼女の穏やかで澄んだ表情に映し出されていました。

この章では、比較的軽度の疾患や、多くの人が抱える共通の悩みや症状に対するプログラムを紹介していきます。重度の病気のためのシークエンスは含まれていません。それらは、資格をもったアイアンガー指導者のガイダンスや監督のもと行うべきだからです。私は読者や生徒のみなさんに、毎日の生活のなかでヨガを実践することが、どれだけ大きな意味を持ち必要とされているかを理解していただきたいと思っています。現在行っている薬剤治療とともに、またヨガだけで、どのようにしたら現在抱える症状を緩和し、改善することができるのか、その効果的なやり方も理解していただきたいのです。

これから、慢性的な病気のためのポーズを紹介していきます。練習は常識的な判断力を持って行い、ポーズは心地よさを感じる間キープします。特定の疾患のためにシークエンスを行うときは、症状が軽くなったと感じるまで続けることをおすすめします。もし難しいと感じるならば、経験豊富な熟練した先生に相談してください。

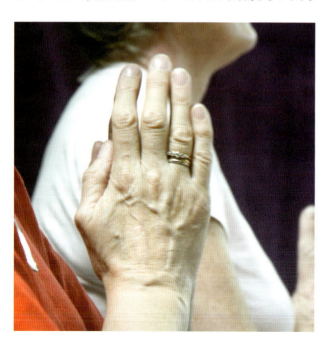

左：アイアンガー・ヨガは穏やかでサポートなどを使用して行うため、年齢を問わず、病気から身を守り、しなやかな身体を保つことのできる練習法です。

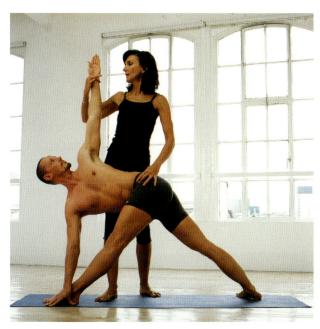

1 パリブルッタ・トゥリコーナアサナ(回転した三角形のポーズ)
上体を正しい位置にアシストします。

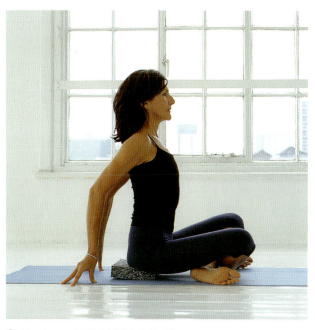

2 バッダ・コーナアサナ(合せきのポーズ)
胸をしっかり引き上げて座ります。

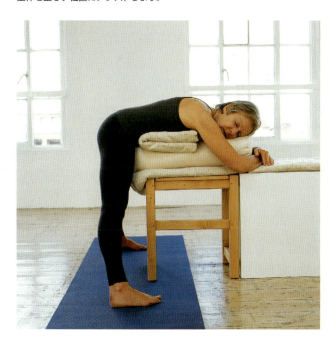

3 プラサリータ・パードゥッターナアサナ(開脚立ち前屈のポーズ)
頭のなかを静寂に保ったまま行う、穏やかなポーズです。

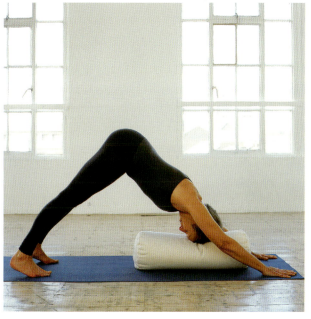

4 アドー・ムカ・シュワーナアサナ(犬のポーズ)
頭をボルスターの上で休めて行います。

すべてのポーズは、適切なシークエンスで練習すれば、
治療効果をもたらします。

精神的な疲れ、極度の疲労

ストレスや肉体的な消耗は、疲れや極度の疲労をもたらします。このような症状を感じない場合も、慢性的疲労症候群の可能性があります。日々の生活のペースが、身体と感情に何らかの影響を与えるからです。

ヨガセラピー

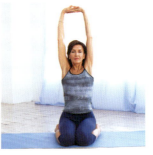
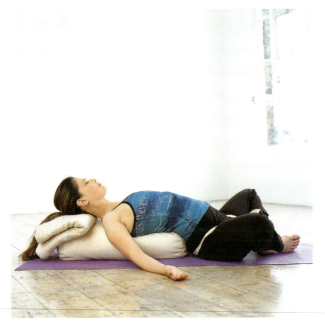

1 スプタ・バッダコーナアサナ（仰向け合せきのポーズ）
ボルスターと畳んだブランケットを使って、頭と首をサポートし、ヨガベルトをかけることで脚を体に近づけ安定させます。

3 パールワタアサナ（山のポーズ）
手のひらを天井へ向けて腕を伸ばします。

4 アドー・ムカ・ウィーラアサナ（割り座前屈のポーズ）
ボルスターやブランケットを使って、頭と上体をサポートします。

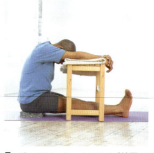
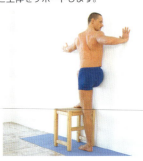

5 パスチモッターナアサナ（前屈のポーズ）
背中や首周辺が緊張しないように、額をスツールの上に置いて行います。

6 スタンディング・マリイッチャアサナI（立ってねじるポーズ）
壁とスツールを使ってサポートします。

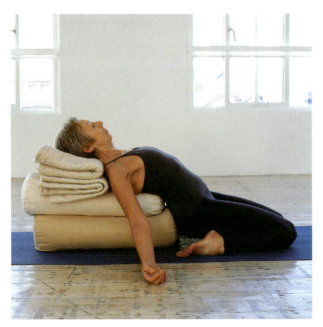
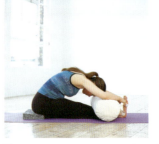
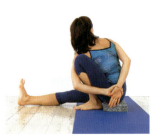

2 スプタ・ウィーラアサナ（仰向け割り座のポーズ）
背骨と頭、首の下に必要なだけサポートを使い、背中と膝を楽にします。胸を持ち上げて開いた状態に保ち、肩を下に落としてリラックスさせます。

7 ジャーヌ・シールシャアサナ（頭を膝につけるポーズ）
膝の上にボルスターを置き、その上に頭とひじをのせて、ヨガベルトでサポートします。

8 ツイスト・マリイッチャアサナI（膝を立て手首をつかむポーズ）
背骨を引き上げるためにサポートの上に座り、胸を回していきます。

実践のヒント
- ヨガでは、強すぎる感情はホルモンのバランスを崩すことにつながり、それは感染症や病気に対する抵抗力を下げると考えられています。このシークエンスでは、内臓や神経組織を刺激しいたわることによって、心や神経を鎮め、身体も心も平穏な状態へ戻します。

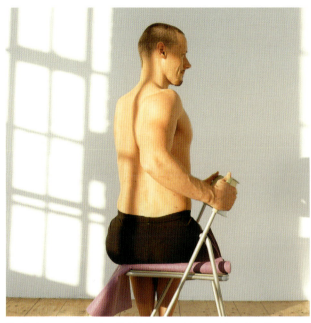

9 バラドゥワージャアサナ（椅子を使ったやさしいねじりのポーズ）
椅子を使ってねじりを深めます。両足は床につけて平行にし、臀部を安定させます。ウエストからしっかり上体を回転させて、息を吐くごとに少しずつ回転させていきます。

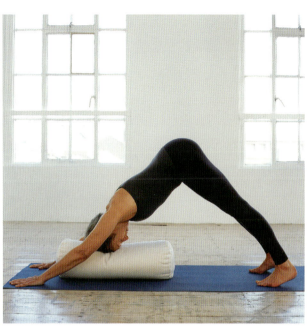

11 アドー・ムカ・シュワーナアサナ（犬のポーズ）
脳を穏やかな状態にするため、頭をボルスターの上に置いてサポートします。

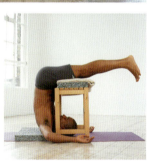

12 アルダ・ハラアサナ（半分の鋤のポーズ） 上体が伸ばされるように、スツールの上にブランケットなどを置いて調整し、頭のなかを鎮めていきます。

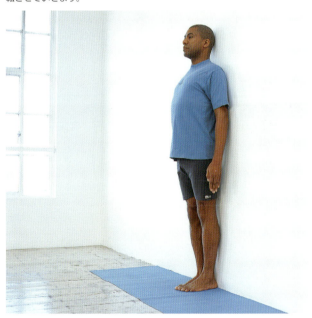

10 タ―ダアサナ（直立のポーズ）
背面を壁につけて、足を平行にそろえて、かかとを壁につけましょう。壁を使うことで、バランスがとりやすくなります。胸を持ち上げ、目や顔の表情を柔らかく保つように意識します。

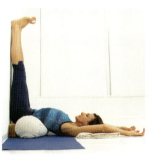

13 ヴィパリータ・カラニ（壁に足を上げるポーズ）
ブリックとボルスターの上に横隔膜周辺が開く位、お尻を深くのせます。

14 シャヴァアサナ（屍のポーズ）
折り畳んだブランケットで頭と首をサポートし、バンデージで目を覆います。

頭痛・偏頭痛

ずきずきとした激しい頭の痛みや偏頭痛は、吐き気やむかつきの症状を伴うことがあります。こうした痛みは、ストレスを感じる出来事のあとで、首の筋肉や頭皮に結果として緊張を生じたり、また疲労や休息が足りない場合に起こるようです。

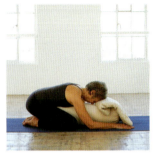
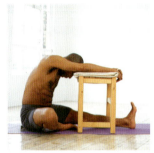

1 アド−・ムカ・ウィーラアサナ（割り座前屈のポーズ）
ボルスターやブランケットを使って頭と上体をサポートします。
2 ジャーヌ・シールシャアサナ（頭を膝につけるポーズ）
スツールを使って、額と腕をサポートします。

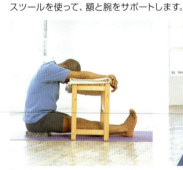
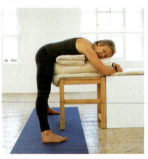

3 パスチモッターナアサナ（前屈のポーズ）
スツールを使って、額と腕をサポートします。
4 プラサリータ・パードゥッターナアサナ（開脚立ち前屈のポーズ）
スツールとブランケットを使って、頭、上体、腕をサポートします。

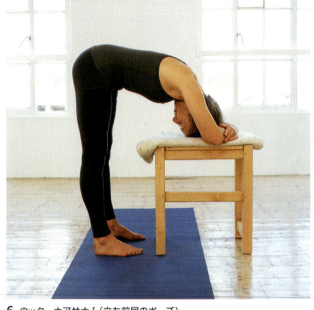

6 ウッターナアサナ I（立ち前屈のポーズ）
スツールの上にブランケットを敷いて柔らかくし、頭と前腕をサポートします。このポーズでは、頭を下げて血液の流れを良くすることで、さまざまな不快感を軽減します。

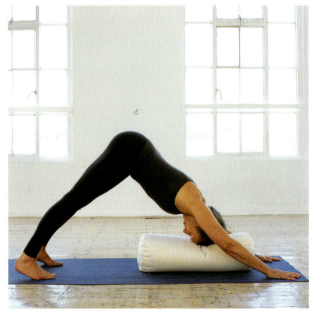

5 アド−・ムカ・シュワーナアサナ（犬のポーズ）
脳の状態を穏やかにするために、頭をボルスターまたは重ねたブランケットの上に置いてサポートします。

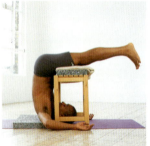
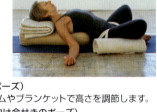

7 アルダ・ハラアサナ（半分の鋤のポーズ）
スツールで足をサポートして、フォームやブランケットで高さを調節します。
8 スプタ・バッダコーナアサナ（仰向け合せきのポーズ）
合せきにした足にヨガベルトを回して固定し、背骨の下にボルスターを置き、頭をサポートします。

実践のヒント
- ここで紹介するポーズは、頭痛や偏頭痛の症状を改善するために、脳の血流をよくして神経組織を安定させていきます。ポーズを行っているとき、首の筋肉を長く伸ばすことを意識して、できるだけ頭のなかを静かな状態に保つようにします。

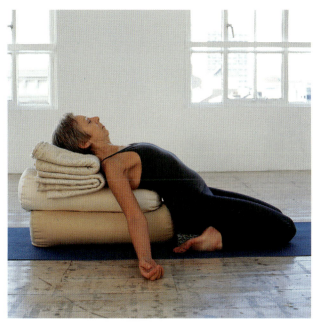

9 スプタ・ウィーラアサナ（仰向け割り座のポーズ）
背骨、首と頭を、2つのボルスターを重ねた上に、2枚の畳んだブランケットをのせてサポートします。

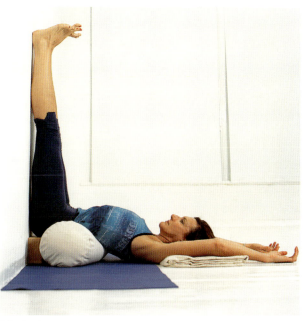

11 ヴィパリータ・カラニ（壁に足を上げるポーズ）
脚の裏面を壁につけるように、お尻をボルスターとブリックの上に深くのせます。頭の下にブランケットを敷いて楽にし、腕を頭の上に伸ばして、手のひらを上に向けます。

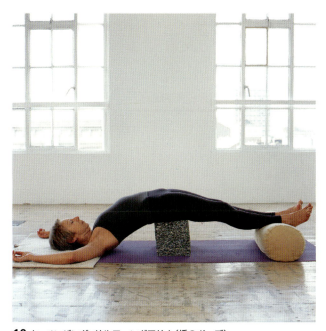

10 セーツ・バンダ・サルワーンガアサナ（橋のポーズ）
仙骨周辺をブリックやフォームブロックの上に、また両足をボルスターの上にのせてサポートします。

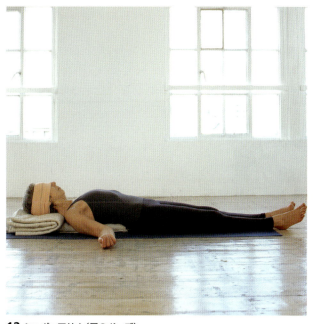

12 シャヴァアサナ（屍のポーズ）
折り畳んだブランケットで、首と頭をサポートします。特に頭痛がする場合は、頭や目のまわりにしっかりバンデージを巻くことで、痛みが和らぎ鎮められた状態になります。

ストレス・不安

ここで紹介するポーズは、筋肉の緊張をほぐして血液の循環をよくします。心拍数や血圧を安定させるのです。浅くて早い呼吸が、深く、ゆっくりと、そして一定のリズムをもつようになり、酸素をたくさん取り入れることで、ストレスをしだいに解消してくれます。

ヨガセラピー

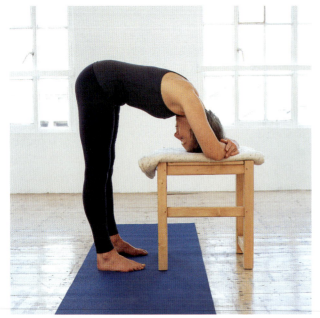

1 ウッターナアサナⅠ（立ち前屈のポーズ）
スツールの上にブランケットを敷いて、頭をサポートします。身体のどこかが緊張していたり、痛みを感じるのは、その部分の血流が悪くなっているからです。再び血流をよくすることで、心と身体を鎮めていきます。

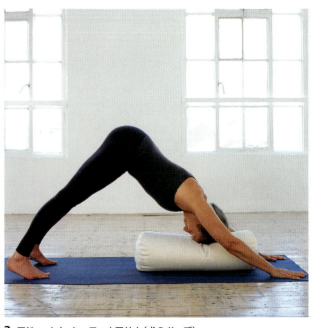

3 アドー・ムカ・シュワーナアサナ（犬のポーズ）
心を静寂に保つため、頭をボルスターでサポートします。

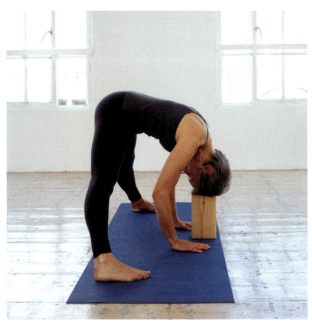

2 プラサーリタ・パードゥッターナアサナ（開脚立ち前屈のポーズ）
ブリックで頭をサポートします。手が床に届かない場合は、手の下にブリックを置いて、手の位置を高くして行ってください。必要ならば、頭が届かない場合もブリックを足して調節します。

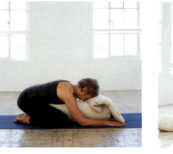

4 アドー・ムカ・ウィーラアサナ（割り座前屈のポーズ）
ボルスターとブランケットで、上体と頭をサポートします。

5 ジャーヌ・シールシャアサナ（頭を膝につけるポーズ）
足にヨガベルトをかけ、ボルスターの上に頭をのせてサポートします。必要に応じて、曲げた膝の下にボルスターまたは畳んだブランケットを置きます。

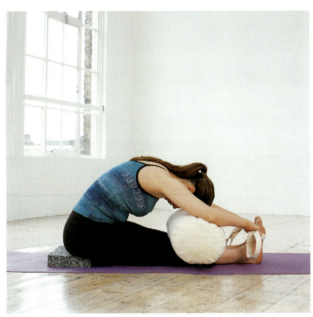

6 パスチモッターナアサナ（前屈のポーズ）
ボルスターで額と頭をサポートして、ヨガベルトは足にかけます。目を閉じて心を静寂に保ちます。

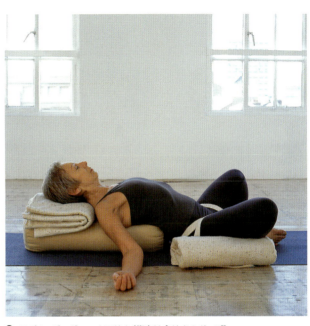

8 スプタ・バッダコーナアサナ（仰向け合せきのポーズ）
背骨と頭を、ボルスターと何枚かのブランケットを使ってサポートします。ヨガベルトを足にまわします。丸めたブランケットで太ももをサポートします。

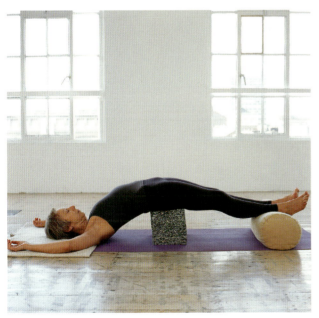

7 セーツ・バンダ・サルワーンガアサナ（橋のポーズ）
4つのフォームまたはブリックを仙骨の下に置いて、足はボルスターの上に休めます。頭と肩を畳んだブランケットの上に置いて、腕を頭の上に伸ばして手のひらは天井へ向けます。

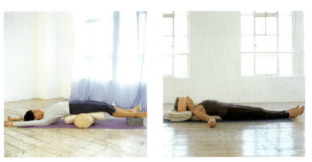

9 クロス・ボルスター（ボルスターの上で伸ばすポーズ）
2つのボルスターを十字に重ねてお尻をのせ、ブリックの上に足を置きます。体がしなやかにアーチを描くことによって、胸が開かれます。

10 シャヴァアサナ（屍のポーズ）
折り畳んだブランケットで頭と首をサポートして、目をバンデージで覆います。

> **実践のヒント**
> - この練習プログラムのポーズは、すべて頭の下にサポートを使って行います。こうすることで、脳が鎮められ、穏やかな状態に導かれます。いつも通りの呼吸を続けながら、心に意識を向けます。顔、口、喉はリラックスした状態を保ちます。
> - ストレスや不安な気持ちを解消するには、心と身体の両方に意識を向けなければなりません。ストレスから起こる緊張状態は、主に筋肉、横隔膜、神経組織に表れます。これらの部位がリラックスすれば、ストレスも軽減されるのです。

不眠症

不眠症の生理的徴候に、血圧の上昇下降や極度の疲労感が挙げられます。これらを対処するために、ここで紹介するポーズを行ってください。心と脳の両方が静かな状態を保つよう、顔、口、喉、胃を、柔らかくリラックスさせてポーズをとっていきます。

ヨガセラピー

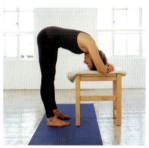
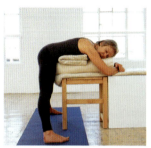

1 ウッターナアサナI（立ち前屈のポーズ）
スツールの上に頭と腕を置いて行います。

2 プラサーリタ・パードゥッターナアサナ（開脚立ち前屈のポーズ）
上体、腕、頭をサポートします。

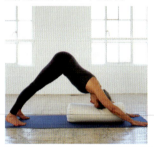
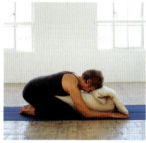
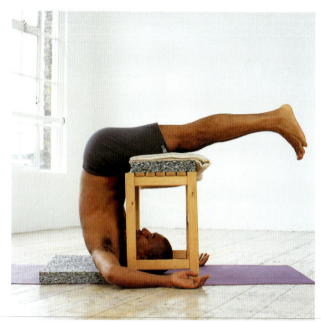

3 アドー・ムカ・シュワーナアサナ（犬のポーズ）
ボルスターで頭をサポートします。

4 アドー・ムカ・ウィーラアサナ（割り座前屈のポーズ）
額と上体をサポートします。

9 アルダ・ハラアサナ（半分の鋤のポーズ）
サポートのためにスツールとブリックを使用します。

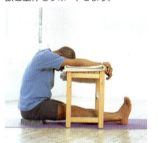
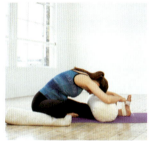
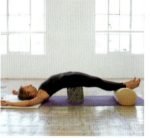
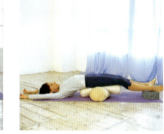

5 パスチモッターナアサナ（前屈のポーズ）
額と腕をサポートします。

6 ジャーヌ・シールシャアサナ（頭を膝につけるポーズ）
ヨガベルトを使って、額と腕をサポートします。

10 セーツ・バンダ・サルワーンガアサナ（橋のポーズ）
ブリックとボルスターを使って行います。

11 クロス・ボルスター（ボルスターの上で伸ばすポーズ）
ブリックで足をサポートします。

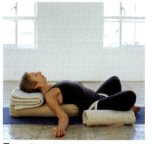
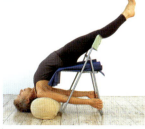
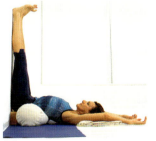
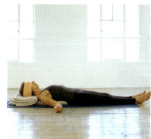

7 スプタ・バッダコーナアサナ（仰向け合せきのポーズ）
ヨガベルトとボルスターを使ってリポートします。

8 チェア・サルワーンガアサナ（椅子を使った肩立ちのポーズ）
椅子とボルスターを使って肩立ちします。

12 ヴィパリータ・カラニ（壁に足を上げるポーズ）
腰の下にサポートを置いて脚を壁に上げます。

13 シャヴァアサナ（屍のポーズ）
頭と首をサポートして、目をバンデージで覆います。

うつ

ここで紹介するポーズを行うには、心、体、感情、精神のバランスが必要です。
どのポーズも頭をサポートしているので、心が穏やかになり、
心身が充電されて、勇気と健やかな精神がもたらされます。

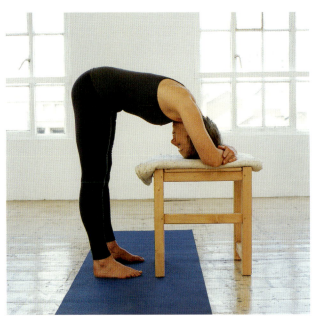

1 ウッターナアサナⅠ（立ち前屈のポーズ）
頭と前腕をスツールにのせてサポートします。頭がサポートされると心が穏やかになり、気持ちが元気付けられます。勇気と健やかな精神がもたらされるのです。

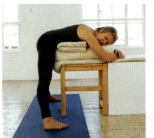

2 プラサーリタ・パードゥッターナアサナ（開脚立ち前屈のポーズ）
上体、腕、頭をサポートします。

3 アドー・ムカ・シュワーナアサナ（犬のポーズ）
ボルスターで頭をサポートします。

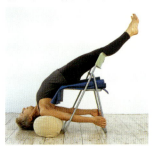
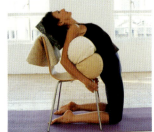

4 チェア・サルワーンガアサナ（椅子を使った肩立ちのポーズ）
肩をサポートするためにボルスターを使います。

5 ウシュトラアサナ（ラクダのポーズ）
椅子とボルスターを使って背骨をサポートします。

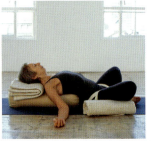
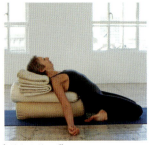

6 スプタ・バッダコーナアサナ（仰向け合せきのポーズ）
ヨガベルトを使ってサポートします。

7 スプタ・ウィーラアサナ（仰向け割り座のポーズ）
数個のボルスターを使用します。

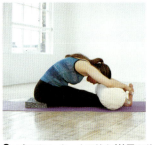
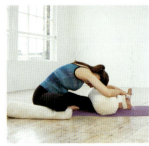

8 パスチモッターナアサナ（前屈のポーズ）
ボルスターで頭と腕をサポートします。

9 ジャーヌ・シールシャアサナ（頭を膝につけるポーズ）
ヨガベルトを使いながら、額と腕をサポートします。

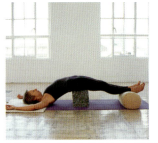
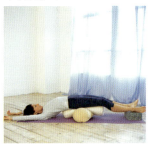

10 セーツ・バンダ・サルワーンガアサナ（橋のポーズ）
仙骨と足の下にサポートを置きます。

11 クロス・ボルスター（ボルスターの上で伸ばすポーズ）
身体が緩やかなアーチを描くことで、呼吸を助けます。

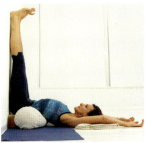
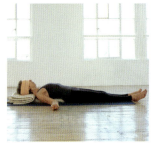

12 ヴィパリータ・カラニ（壁に足を上げるポーズ）
脚を壁に上げて、ボルスターをサポートに使います。

13 シャヴァアサナ（屍のポーズ）
目を覆って、身体にはサポートを使用します。

ここで紹介するポーズには、頭を下げる動作を行うことで、
鼻の通りをよくするものが含まれています。
他には、胸をサポートで上げて行うポーズがあり、これは呼吸を楽にしてくれます。

ヨガセラピー

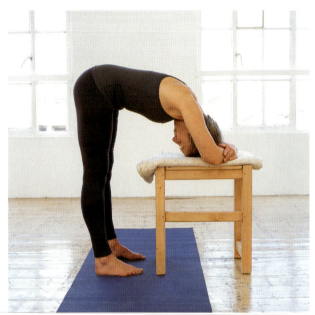

1 ウッターナアサナⅠ(立ち前屈のポーズ)
頭と前腕を、柔らかいブランケットをのせたスツールでサポートします。
胸を大きく広げることで、呼吸を楽にしてくれます。

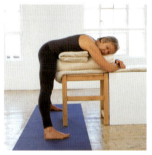
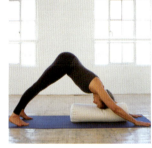

2 プラサーリタ・パードゥッターナアサナ(開脚立ち前屈のポーズ)
腕と上体をブランケット、ボルスターをのせたスツールでサポートします。
3 アド―・ムカ・シュワーナアサナ(犬のポーズ)
ボルスターで頭をサポートします。

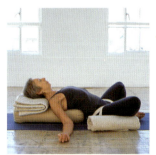
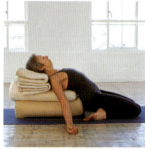

4 スプタ・バッダコーナアサナ(仰向け合せきのポーズ)
ヨガベルトを使ってサポートします。
5 スプタ・ヴィーラアサナ(仰向け割り座のポーズ)
2個のボルスターと畳んだブランケットで背骨をサポートします。

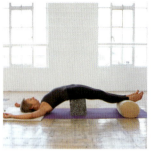
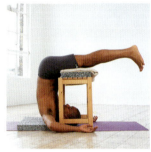

6 セーツ・バンダ・サルワーンガアサナ(橋のポーズ)
ブリックで仙骨をサポートします。
7 アルダ・ハラアサナ(半分の鋤のポーズ)
太ももをスツールの上に、肩はブランケットまたはフォームの上にのせます。

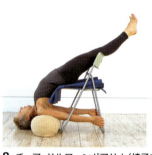
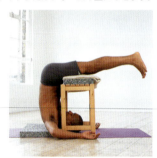

8 チェア・サルワーンガアサナ(椅子を使った肩立ちのポーズ)
肩と首をボルスターでサポートします。
9 アルダ・ハラアサナ(半分の鋤のポーズ)
太ももをスツールの上にのせて、肩はブランケットまたはフォームの上にのせます。

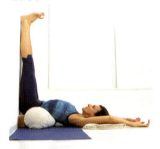

**10 ヴィパリータ・カラニ
(壁に足を上げるポーズ)**
足を壁に上げて、腰の位置をブリックとボルスターで高くします。

実践のヒント

- 風邪や喘息のためのシークエンスでは、ポーズの間、胸を開いて内部から広げることを意識してください。いつも通りに呼吸をして、脳は穏やかな状態にします。この練習プログラムを日々行うことで、呼吸器官が強化されます。

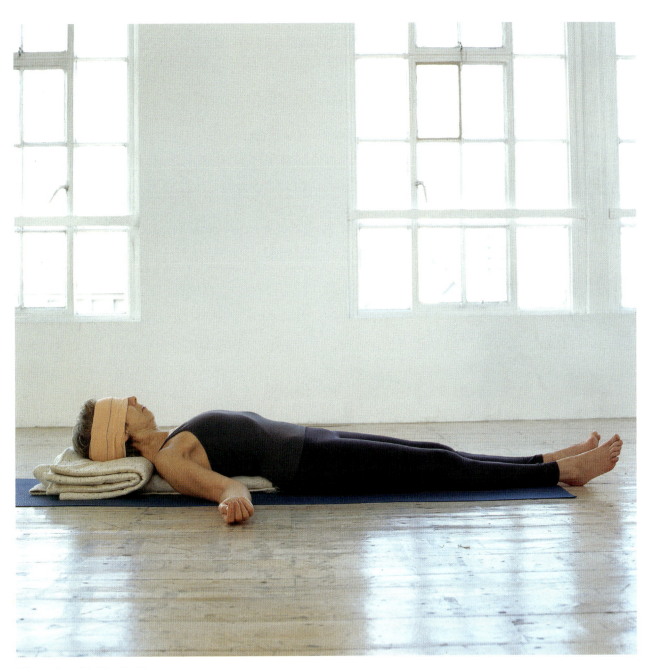

11 シャヴァアサナ（屍のポーズ）
頭はサポートして、目はバンデージまたはアイピロウで覆います。
手のひらを上にして、腕を横に伸ばします。
身体全体をこのポーズにゆだねます。
身体は床に沈めるような感覚で、呼吸に意識を向けます。

喘息

このポーズは、発作を起こしたときに息を吐くことができるよう、空気の通り道である気道を拡張し、気管支平滑筋が収縮するのを予防します。このため発病の回数や激しい発作が減少します。

ヨガセラピー

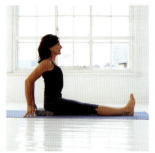 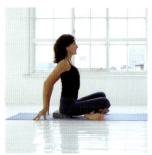

1 ダンダアサナ（丸太のポーズ）
両足の内側のへりをそろえて、脚の後面で床を押すようにします。

2 バッダコーナアサナ（合せきのポーズ）
足の裏を互いに押すようにして、胸を持ち上げて開き、まっすぐ座ります。

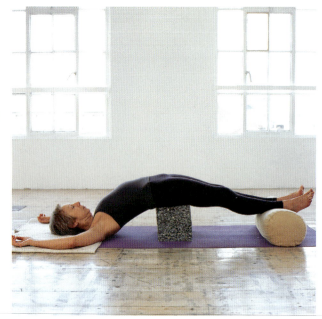

6 セーツ・バンダ・サルワーンガアサナ（橋のポーズ）
仙骨をブリックまたはフォームで、足はボルスターでサポートします。

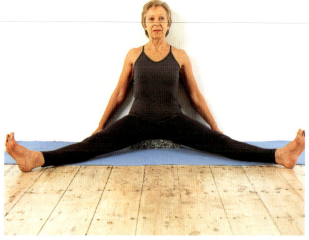

3 ウパヴィシュタコーナアサナ（開脚のポーズ）
ブリックを使って、座位の位置を高くし、壁を使って背中をサポートします。

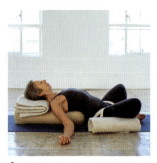 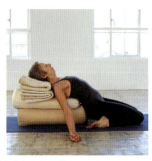

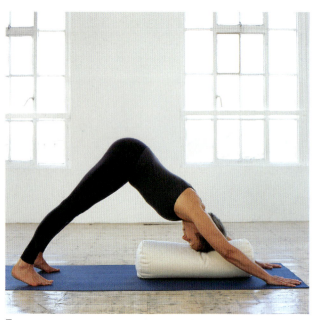

7 アドー・ムカ・シュワーナアサナ（犬のポーズ）
ボルスターで頭をサポートします。

4 スプタ・バッダコーナアサナ（仰向け合せきのポーズ）
頭、首、背骨をボルスターとブランケットを使ってサポートをします。

5 スプタ・ウィーラアサナ（仰向け割り座のポーズ）
2個のボルスターとブランケットで背骨をサポートします。

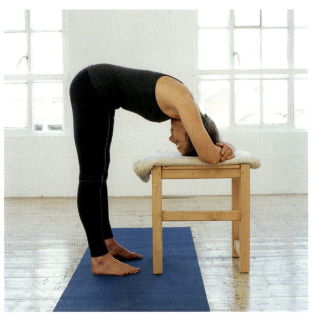

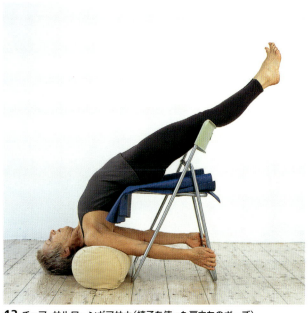

8 ウッターナアサナⅠ（立ち前屈のポーズ）
スツールの上にブランケットを敷いて柔らかくし、頭と前腕をサポートします。

13 チェア・サルワーンガアサナ（椅子を使った肩立ちのポーズ）
椅子で背骨を、ボルスターで首と肩をサポートします。手で椅子をつかんで腕を伸ばし、脚を引き伸ばすようにして胸を広げます。このとき、肩は後ろに引きます。

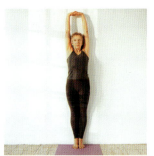

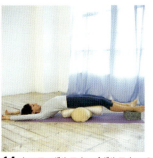

9 タータアサナ（直立のポーズ）
両手を組んで上に伸ばし、壁を使って身体をサポートします。
10 タータアサナ（直立のポーズ）
手を後ろに回し合掌して胸を開きます。

14 クロス・ボルスター（ボルスターの上で伸ばすポーズ）
2個のボルスターを交差させて、胸を持ち上げて大きく広げるようにします。
15 ヴィパリータ・カラニ（壁に足を上げるポーズ）
足を壁に上げて背中をサポートします。

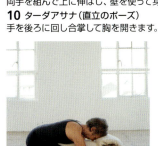

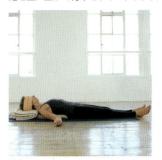

11 アドー・ムカ・ウィーラアサナ（割り座前屈のポーズ）
上体と頭をサポートします。
12 ウシュトゥラアサナ（ラクダのポーズ）
背骨をサポートして、背中を反らせていきます。

16 シャヴァアサナ（屍のポーズ）
頭をサポートして、目を覆います。

胃腸

消化不良などの問題は、
食べたものが、胃や腸を通過する時の機能の低下によって起こります。
ここでのポーズは、腹部の血流をよくして消化機能を高めていきます。

ヨガセラピー

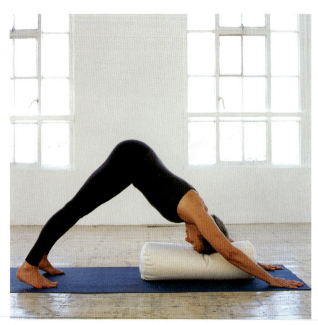

1 アドー・ムカ・シュワーナアサナ（犬のポーズ）
ボルスターで頭をサポートします。バランスをとるために、かかとを壁につけて行う方法もあります。

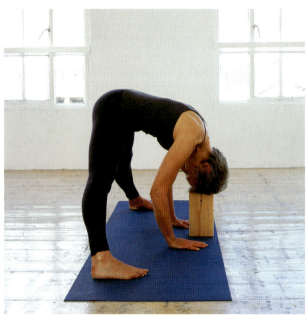

2 プラサーリタ・パードゥッターナアサナ（開脚立ち前屈のポーズ）
脚を広げて、頭をブリックの上にのせます。

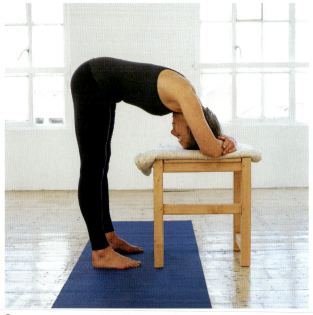

3 ウッターナアサナⅠ（立ち前屈のポーズ）
頭と前腕を、スツールの上に敷いたブランケットの上に休めます。この様なスツールがない場合は、家庭用の椅子かブリックを使って行ってください。

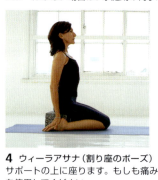

4 ウィーラアサナ（割り座のポーズ）
サポートの上に座ります。もしも痛みを感じる場合は、丸めたブランケットを使用してください。

5 ツイスト・ウィーラアサナ（割り座でねじるポーズ）
サポートの上に座って、上体を回します。後ろの手をブリックの上にのせます。

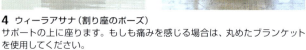

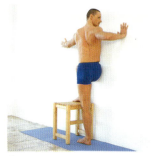
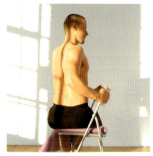

6 スタンディング・マリイッチャアサナ（立ってねじるポーズ）
壁とスツールをサポートに使います。

7 バラドゥワージャアサナ（椅子を使ったやさしいねじりのポーズ）
椅子の背もたれを使って、身体を回転させます。

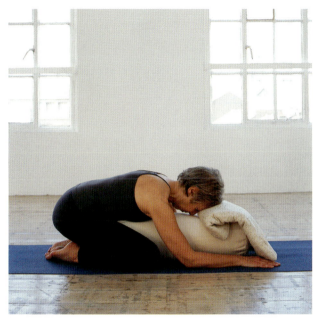

8 アドー・ムカ・ウィーラアサナ（割り座前屈のポーズ）
頭と上体を、折り畳んだブランケットとボルスターでサポートします。

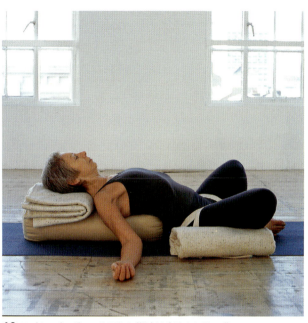

10 スプタ・バッダコーナアサナ（仰向け合せきのポーズ）
背骨、頭、膝をボルスターとブランケットでサポートし、足先と腰にヨガベルトをかけます。

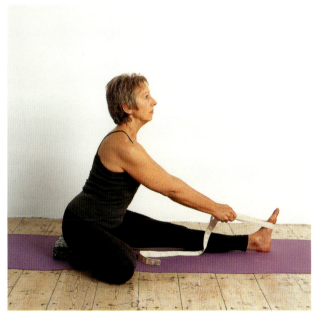

9 ジャーヌ・シールシャアサナ（頭を膝につけるポーズ）
ヨガベルトを足に掛けて、背中をへこませるようにして胸を引き上げ背骨を伸ばします。両手を使って、ヨガベルトをV字に持ちます。

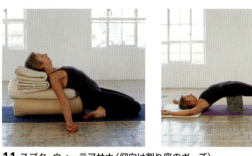

11 スプタ・ウィーラアサナ（仰向け割り座のポーズ）
心地よくポーズが行えるよう、2個のボルスターと何枚かの折り畳んだブランケットを使用します。

12 セーツ・バンダ・サルワーンガアサナ（橋のポーズ）
仙骨をサポートし、ボルスターに足を上げます。

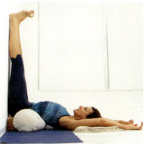
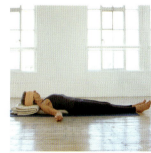

13 ヴィパリータ・カラニ（壁に足を上げるポーズ）
足を壁に上げて、ボルスターとブリックで腰をサポートします。

14 シャヴァアサナ（屍のポーズ）
ブランケットで頭をサポートして、バンデージで目を覆います。

便秘

ここでのポーズは、腹部の消化器官を圧縮してマッサージし、消化、吸収、排出の機能を高めます。
逆転のポーズでは、腹部の内臓諸器官を正しい状態に戻して、ストレスや緊張から解放していきます。

ヨガセラピー

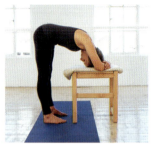 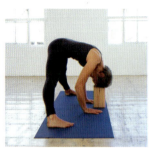 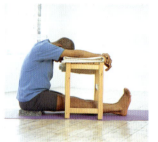 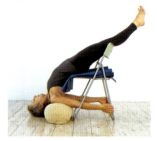

1 ウッターナアサナⅠ（立ち前屈のポーズ）
頭と前腕をスツールとブランケットでサポートします。
2 プラサーリタ・パードゥッターナアサナ（開脚立ち前屈のポーズ）
頭をブリックの上にのせます。

9 パスチモッターナアサナ（前屈のポーズ）
椅子の上に頭をのせます。
10 チェア・サルワーンガアサナ（椅子を使った肩立ちのポーズ）
肩のサポートにボルスターを使います。

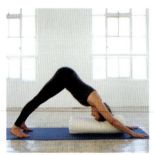 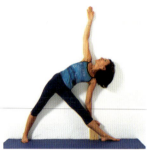 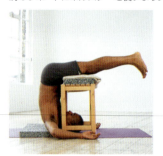 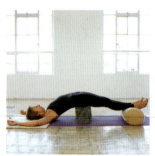

3 アドー・ムカ・シュワーナアサナ（犬のポーズ）
ボルスターで頭をサポートします。
4 ウッティタ・トゥリコーナアサナ（三角形のポーズ）
身体を壁に沿わせて、ブリックを使って手をサポートします。

11 アルダ・ハラアサナ（半分の鋤のポーズ） 太ももをスツールでサポートして、肩はブランケットまたはフォームでサポートします。
12 セーツ・バンダ・サルワーンガアサナ（橋のポーズ）
仙骨と足をサポートします。

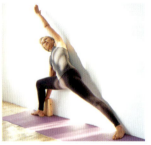 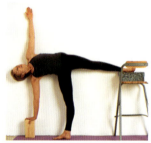 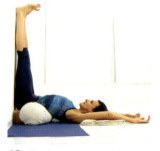 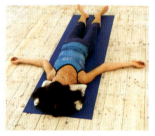

5 ウッティタ・パールシュワコーナアサナ（横角度に伸ばすポーズ）
身体を壁に沿わせ、ブリックを使用します。
6 アルダ・チャンドゥラアサナ（半月のポーズ）
椅子で足をサポートしながら、身体を壁に沿わせます。

13 ヴィパリータ・カラニ（壁に足を上げるポーズ）
壁に足を上げて、ボルスターとブランケットで腰をサポートします。
14 シャヴァアサナ（屍のポーズ）
ブランケットで頭と首をサポートして、手のひらは天井に向けて自然に広げます。

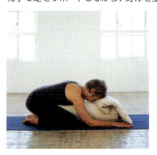 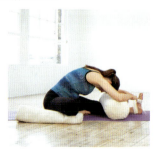

7 アドー・ムカ・ウィーラアサナ（割り座前屈のポーズ）
ボルスターとブランケットで頭をサポートします。
8 ジャーヌ・シールシャアサナ（頭を膝につけるポーズ）
頭と膝を、ボルスターとヨガベルトでサポートします。

下痢

下痢には、お腹が熱をもったり、痛みを伴う症状が多く見られます。
ここで紹介するポーズは、腹部が柔らかくなり、脳が穏やかで静寂な状態になります。
休息と伸ばすという組み合わせが、心地よさへと導いてくれるのです。

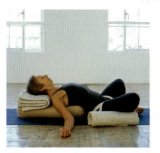
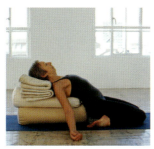

1　スプタ・バッダコーナアサナ（仰向け合せきのポーズ）
背骨と足をサポートして、足と腰にヨガベルトをかけます。

2　スプタ・ウィーラアサナ（仰向け割り座のポーズ）
ボルスターとブランケットの上に背中をのせてサポートします。

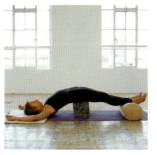
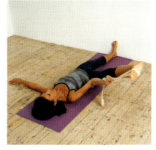

3　セーツ・バンダ・サルワーンガアサナ（橋のポーズ）
仙骨をブリックでサポートします。

4　スプタ・パーダングシュタアサナⅡ（仰向けで足を伸ばすポーズⅡ）
ヨガベルトを足にかけて、もう片方の足は壁につけます。

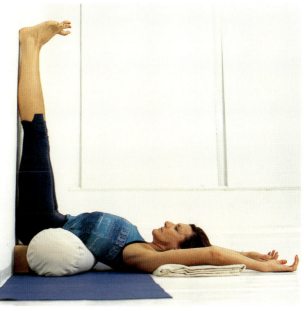

6　ヴィパリータ・カラニ（壁に足を上げるポーズ）
足の後ろ側を壁に沿わせて、腰をボルスターとブリックでサポートします。折り畳んだブランケットを、頭と肩の下に敷きます。

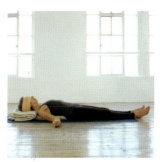

7　シャヴァアサナ（屍のポーズ）
頭と首を畳んだブランケットの上に置いて、目は軽く覆います。身体全体がリラックスするように、足を投げ出し、手のひらを天井に向けて、腕はふんわりと床の上に置きます。

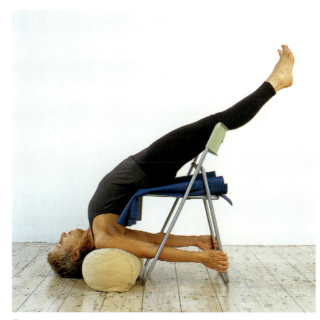

5　チェア・サルワーンガアサナ（椅子を使った肩立ちのポーズ）
ボルスターを使って、肩と首をサポートします。逆転のポーズは、腸や腹部のストレスを取り除きます。

実践のヒント

- 消化力を高めるシークエンスには、腹部を刺激する立ちポーズと、内臓諸器官を収縮させてマッサージするねじりや前屈のポーズが組み込まれています。これらのポーズを行っている間は、腹部が締め付けられて痙攣を起こすようなことはありません。

腰痛

ここで行う5つのポーズは、骨を強くし、筋肉をストレッチし、
コリや不調を感じる身体の部位を改善します。
練習を続けることで、柔軟性を高め、身体の動きをスムーズにして、痛みや不調を軽減していきます。

ヨガセラピー

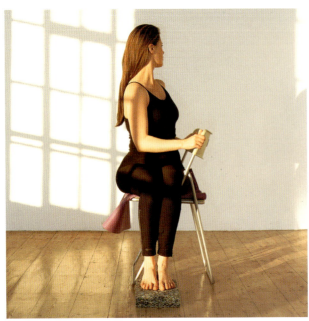

1 バラドゥワージャアサナ（椅子を使ったやさしいねじりのポーズ）
椅子の背もたれを手でつかみ、背骨をやさしくねじります。息を吐くことにウエストからねじりを深めます。足が床に届かない場合は、ブリックを使いましょう。

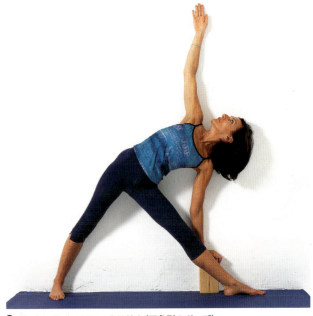

3 ウッティタ・トゥリコーナアサナ（三角形のポーズ）
バランスをとるために壁を使い、ブリックで手をサポートします。

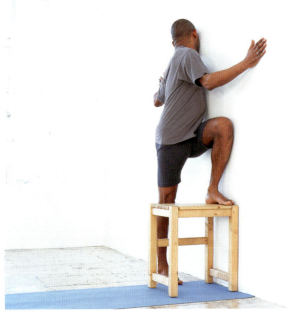

2 スタンディング・マリィッチャアサナ（立ってねじるポーズ）
曲げた足のサポートにスツールを使い、上体を回転させるために壁で手をサポートします。

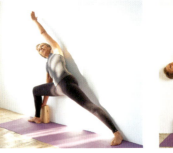

4 ウッティタ・パールシュワコーナアサナ（横角度に伸ばすポーズ）
手のサポートにブリックを使い、身体は壁に沿わせます。
5 アルダ・チャンドゥラアサナ（半月のポーズ）
壁を使い、足の支えに椅子を使います。

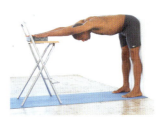

6 ウッターナアサナⅠ（立ち前屈のポーズ）
壁を使って、椅子で腕をサポートします。

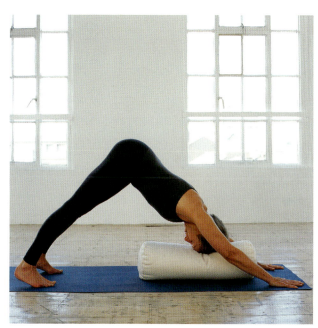

7 アドー・ムカ・シュワーナアサナ（犬のポーズ）
ボルスターで頭をサポートします。

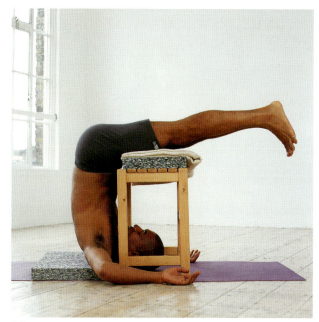

10 アルダ・ハラアサナ（半分の鋤のポーズ）
太ももをブランケットとスツールでサポートします。

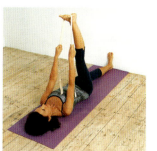 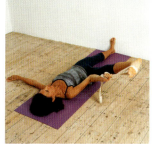

8 スプタ・パーダングシュタアサナⅠ（仰向けで足を伸ばすポーズⅠ）
ヨガベルトを足にかけて、もう片方の足は壁につけます。
9 スプタ・パーダングシュタアサナⅡ（仰向けで足を伸ばすポーズⅡ）
ヨガベルトを足にかけて、その足を外側に開きます。

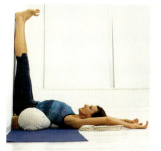 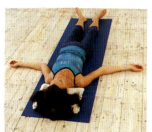

11 ヴィパリータ・カラニ（壁に足を上げるポーズ）
足の裏面を壁に沿わせて、腰をボルスターとブリックでサポートします。
12 シャヴァアサナ（屍のポーズ）
頭と首を畳んだブランケットでサポートします。手のひらを天井に向けて軽く開きます。

実践のヒント

- 腰の問題は多くの要因があり、腰の筋肉がかたかったり腹筋が弱いといった筋力の問題、ストレスによる腰痛、椎間板ヘルニア、ぎっくり腰などさまざまです。
- 背骨は32の椎骨が結合して成り立っています。衰弱する場合も、強く鍛えられるのも、ひとつの椎骨から他の椎骨に伝わっていきます。ひとつの椎骨が酷使され負担がかかると、他の骨や筋肉、靭帯も緊張にさらされ、機能が低下します。
- 腰痛に効果的なポーズをとるときは、背骨を引き伸ばし、特に背中の下部、腰をつねに伸ばすようにしてください。決して呼吸を止めずに、ポーズの間はいつものように呼吸を続け、首と顔の筋肉をリラックスさせましょう。

坐骨神経痛

この症状は、坐骨神経の炎症と圧迫によって起こるものです。
ここで紹介するポーズは、足の筋肉を鍛え、臀部の柔軟性を高めて、脚の血行をよくします。

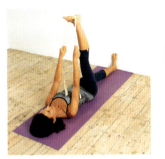 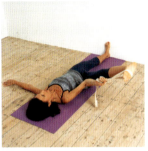

1 スプタ・パーダングシュタアサナⅠ（仰向けで足を伸ばすポーズⅠ）
ヨガベルトを足にかけて、もう片方の脚は壁につけます。

2 スプタ・パーダングシュタアサナⅡ（仰向けで足を伸ばすポーズⅡ）
ヨガベルトを足にかけて、その脚を外側に開きます。

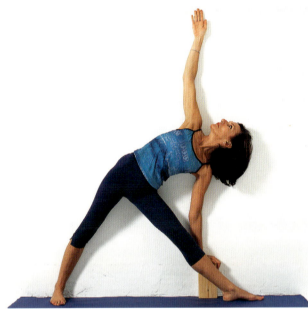

3 ウッティタ・トゥリコーナアサナ（三角形のポーズ）
バランスをとるために壁を使い、ブリックで手をサポートします。

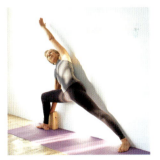 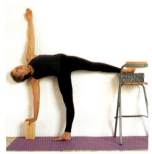

4 ウッティタ・パールシュワコーナアサナ（横角度に伸ばすポーズ）
手のサポートにブリックを使って、身体は壁に沿わせます。

5 アルダ・チャンドゥラアサナ（半月のポーズ）
壁を使い、足の支えに椅子を使います。

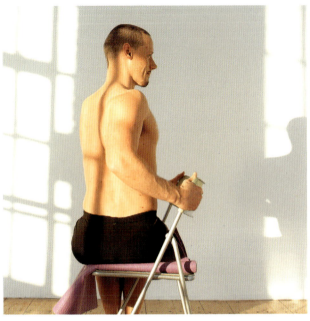

6 バラドゥワージャアサナ（椅子を使ったやさしいねじりのポーズ）
床の上に足を平行に置いて、手で椅子の背を押しながら上体を回します。

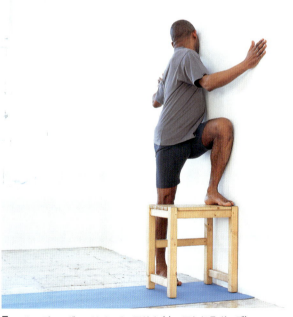

7 スタンディング・マリイッチャアサナ（立ってねじるポーズ）
曲げた足のサポートにスツールを使い、上体を回転させるために壁で手をサポートします。

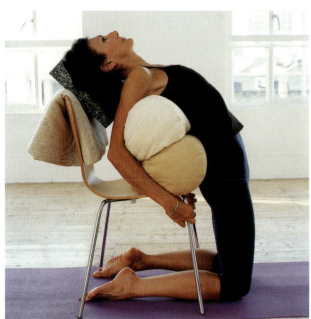

8 ウシュトラアサナ（ラクダのポーズ）
背骨のアーチをサポートするために、椅子とボルスターを使います。頭と首を楽にして、後ろに反らせます。

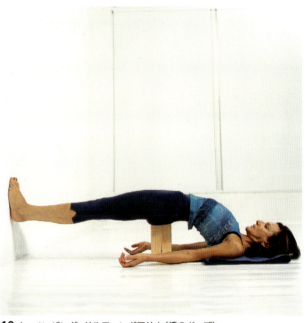

10 セーツ・バンダ・サルワーンガアサナ（橋のポーズ）
ブリックを使い、足で壁を押します。

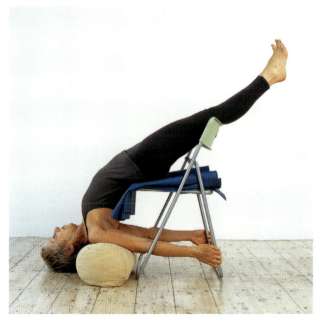

9 チェア・サルワーンガアサナ（椅子を使った肩立ちのポーズ）
首と肩をボルスターでサポートします。

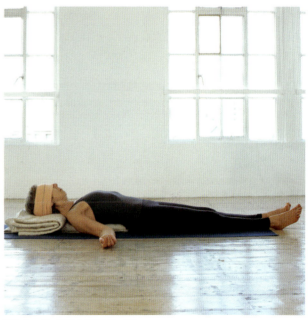

11 シャヴァアサナ（屍のポーズ）
頭と首を畳んだブランケットでサポートします。目を軽く覆います。

肩と首

ここでのポーズでは、僧帽筋をストレッチし、首の緊張をほぐしていきます。
両肩を回し、肩甲骨を入れるようにして、首のうしろ側から下に広がる僧帽筋をよく伸ばし、
肩を耳から離すように下げていきます。

ヨガセラピー

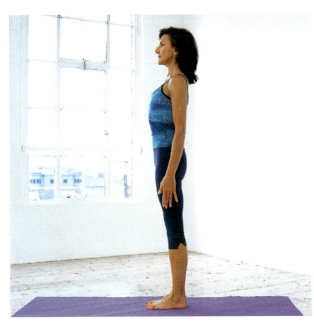

1 ターダアサナ（直立のポーズ）
肩を身体の内側に入れるようにして、まっすぐ立ちます。両足をそろえ、仙骨とお尻を内側に入れて、両脚を強くして立ちます。

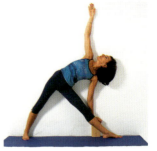 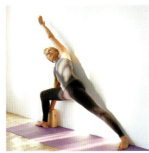

3 ウッティタ・トゥリコーナアサナ（三角形のポーズ）
ブリックを使い、身体は壁に沿わせます。

4 ウッティタ・パールシュワコーナアサナ（横角度に伸ばすポーズ）
手はブリックでサポートし、身体は壁に沿わせます。

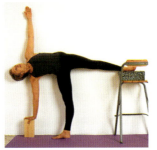 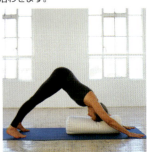

5 アルダ・チャンドゥラアサナ（半月のポーズ）
壁を使い、椅子の上にブリックを置いて足を支えます。

6 アドー・ムカ・シュワーナアサナ（犬のポーズ）
ボルスターで頭をサポートします。

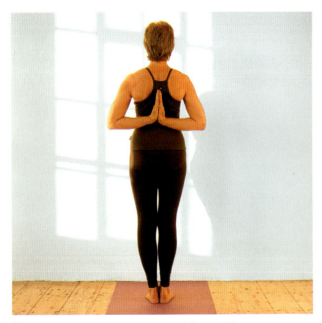

2 ターダアサナ／ナマスカ （立位で背面合掌のポーズ）
タダアサナ（山のポーズ）で立って、背中で手のひらを合わせます。肩を身体の内側に入れるようにして、手はできるだけ高い位置にもってきます。

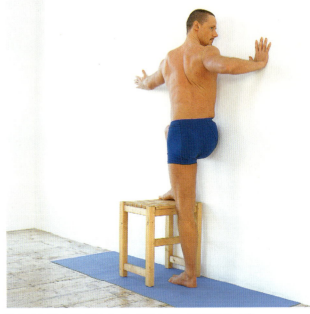

7 スタンディング・マリイッチャアサナ（立ってねじるポーズ）
スツールを使って片足を上げ、壁を使って背骨を回します。

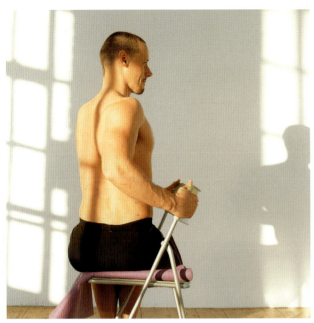

8 バラドゥワージャアサナ（椅子を使ったやさしいねじりのポーズ）
手で椅子の背もたれをもって、背骨を回していきます。

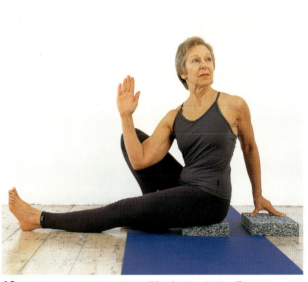

10 ツイスト・マリイッチャアサナⅠ（膝を立てねじるポーズ）
サポートの上に座り、後ろの手をフォームまたはブリックに置きます。手でブリックを押しながら背骨を回転させていきます。

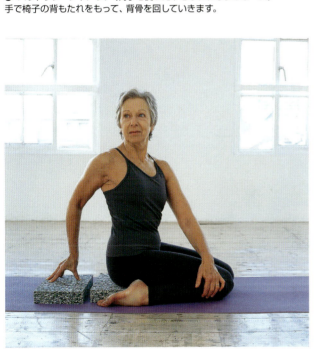

9 ツイスト・ウィーラアサナ（割り座でねじるポーズ）
サポートの上に座って、必要に応じて手をフォームブロックまたはブリックの上に置きます。

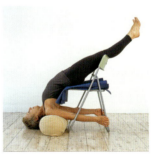 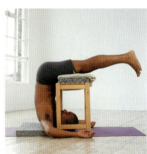

11 チェア・サルワーンガアサナ（椅子を使った肩立ちのポーズ）
椅子の後ろ足を手でつかみます。
12 アルダ・ハラアサナ（半分の鋤のポーズ）
太ももをスツールとブランケットでサポートします。

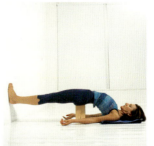 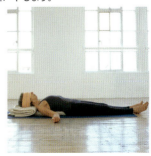

13 セーツ・バンダ・サルワーンガアサナ（橋のポーズ）
ブリックを使い、足で壁を押します。
14 シャヴァアサナ（屍のポーズ）
頭と首を畳んだブランケットでサポートして、目を覆います。

ヨガセラピー

膝

膝の関節の柔軟性を高めるポーズです。
軟骨の摩耗や、膝の損傷から起こる、膝の関節のゆがみを改善していきます。
ポーズを行うときは、膝の関節の中にスペースを生み出すように伸ばします。

ヨガセラピー

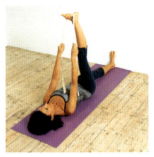

1 スプタ・パーダングシュタアサナⅠ＆Ⅱ（仰向けで足を伸ばすポーズⅠ＆Ⅱ）
ヨガベルトをかけて足を上げます。

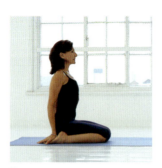

5 ウィーラアサナ（割り座のポーズ）
膝に負担をかけないように、必要に応じてサポートを使います。

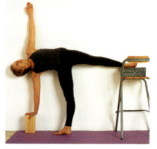

9 アルダ・チャンドゥラアサナ（半月のポーズ）
壁を使い、椅子で足を支えます。

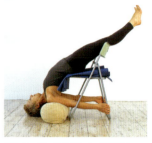

12 チェア・サルワーンガアサナ（椅子を使った肩立ちのポーズ）
肩をサポートします。

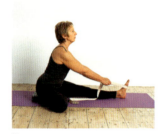

2 ジャーヌ・シールシャアサナ（頭を膝につけるポーズ）
ヨガベルトを足にかけます。

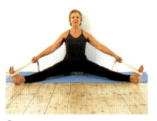

6 ウパヴィシュタコーナアサナ（開脚のポーズ）
ヨガベルトを使い、壁によりかかります。

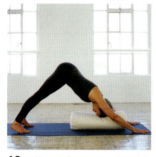

10 アドー・ムカ・シュワーナアサナ（犬のポーズ）
ボルスターで頭をサポートします。

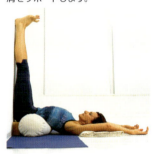

13 ヴィパリータ・カラニ（壁に足を上げるポーズ）
仙骨をブリックとボルスターでサポートします。

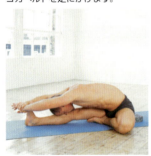

3 パスチモッターナアサナ（前屈のポーズ）
片手でもう一方の手首をつかみます。

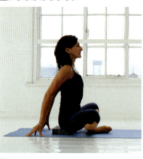

7 バッダ・コーナアサナ（合せきのポーズ）
サポートの上に座って両足の裏を合わせます。

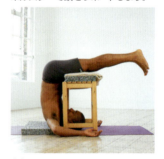

11 アルダ・ハラアサナ（半分の鋤のポーズ）
太ももをスツールでサポートします。

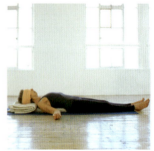

14 シャヴァアサナ（屍のポーズ）
頭と首をサポートしてリラックスさせます。

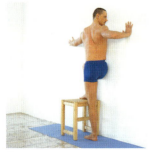

4 スタンディング・マリイッチャアサナ（立ってねじるポーズ）
スツールと壁を使って、ねじりの動作をサポートします。

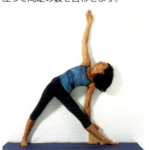

8 ウッティタ・トゥリコーナアサナ（三角形のポーズ）
ブリックを使って、手をサポートしながら身体を壁に沿わせます。

実践のヒント

- 立位のポーズを行うときは、ジャンピングポーズのような急な動きは避けてください。
- 脚の付け根に向けて太ももの筋肉を上方に引き伸ばし、膝の関節の中にスペースを作ります。

お尻

股関節は、体重を支えているためにかたくなる傾向があります。
人は年をとるごとに、脊椎周辺と太もものうしろ側（ハムストリング）の筋肉がかたくなって、
背骨や股関節の動作範囲が減少してくるからです。

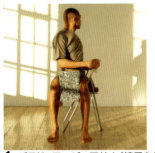
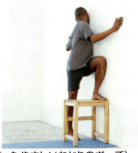

1　バラドゥワージャアサナ（椅子を使ったやさしいねじりのポーズ）
膝の間にフォームまたはブリックを挟みます。
2　スタンディング・マリイッチャアサナ（立ってねじるポーズ）
スツールを使って曲げた足をのせます。

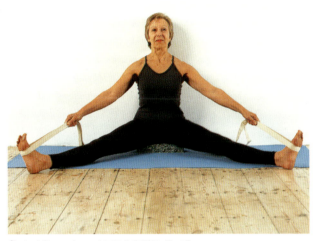

9　ウパヴィシュタコーナアサナ（開脚のポーズ）
ブリックの上に座って壁に背中を沿わせて、ヨガベルトを足にかけます。

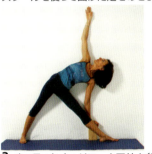
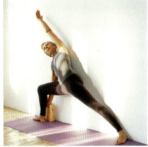

3　ウッティタ・トゥリコーナアサナ（三角形のポーズ）
身体を壁に沿わせてブリックでサポートします。
4　ウッティタ・パールシュワコーナアサナ（横角度に伸ばすポーズ）
手のサポートにブリックを使って、身体は壁に沿わせます。

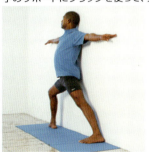
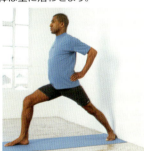

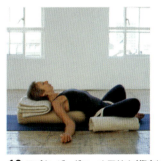
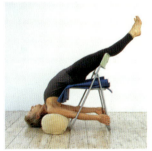

5　ウィーラバッドゥラアサナⅡ（英雄に捧げるポーズⅡ） 壁を使って行います。
6　ウィーラバッドゥラアサナⅠ（英雄に捧げるポーズⅠ）
背中を保護するため、手を腰に添えます。

10　スプタ・バッダコーナアサナ（仰向け合せきのポーズ）
ボルスターとブランケットで背骨をサポートし、ヨガベルトを足にかけます。
11　チェア・サルワーンガアサナ（椅子を使った肩立ちのポーズ）
肩と首をサポートします。

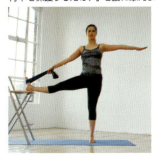
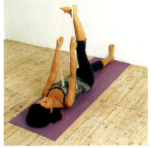

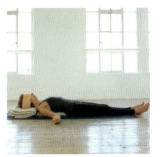

実践のヒント
- 太ももの筋肉を伸ばすことで柔軟性が高まります。
- 座位のポーズで股関節の弾力性が高まり、関節炎を防ぐことができます。

7　ウッティタ・ハスタ・パーダーングシュタアサナⅠ＆Ⅱ
（足をつかみ伸ばすポーズⅠ＆Ⅱ） 椅子を使って行います。
8　スプタ・パーダングシュタアサナⅠ＆Ⅱ（仰向けで足を伸ばすポーズⅠ＆Ⅱ）
ヨガベルトを足にかけて行います。

12　シャヴァアサナ（屍のポーズ）
頭と首をサポートしてリラックスさせます。

生理痛

生理中は、逆転のポーズと肉体的に激しい動きが求められる立位のポーズは避けてください。
前屈のポーズは、血液の流れをコントロールし、
脳を鎮め、穏やかにするので、大変効果的です。

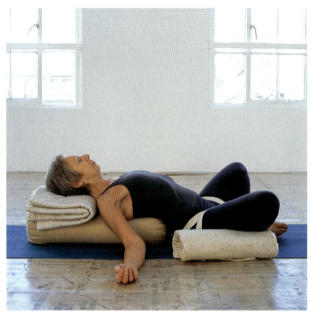

1 スプタ・バッダコーナアサナ（仰向け合せきのポーズ）
ボルスターと折り畳んだブランケットで、頭と上体をサポートします。ヨガベルトをお尻に回して、足裏を合わせて付け根に引き寄せます。膝のサポートには丸めたブランケットを使います。

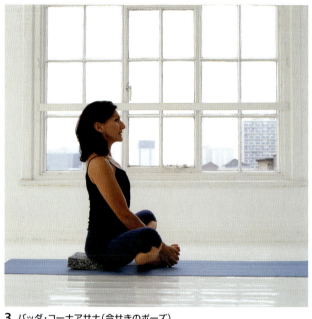

3 バッダ・コーナアサナ（合せきのポーズ）
サポートの上に両足の裏を合わせて座り、背骨をまっすぐに伸ばします。

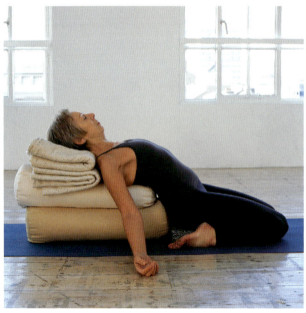

2 スプタ・ウィーラアサナ（仰向け割り座のポーズ）
2個のボルスターと何枚かのブランケットを使って、頭、首、背骨をサポートします。丸めて厚みを出したブランケットやクッションで代用できます。

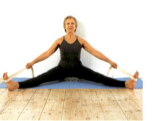

4 ウパヴィシュタコーナアサナ（開脚のポーズ）
ブリックの上に座り壁に背中を沿わせます。脚をかかとに向けて伸ばします。

5 アド―・ムカ・ウィーラアサナ（割り座前屈のポーズ）
ボルスターとブランケットで頭をサポートします。

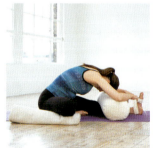
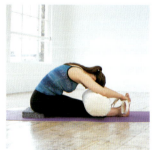

6 ジャーヌ・シールシャアサナ（頭を膝につけるポーズ）
頭、腕、膝をボルスターでサポートします。

7 パスチモッターナアサナ（前屈のポーズ）
サポートの上に座って、額をボルスターの上にのせます。

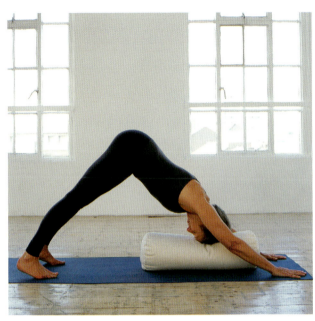

8 アドー・ムカ・シュワーナアサナ（犬のポーズ）
ボルスターやクッションを重ねて頭をサポートします。坐骨を天井へ向けて伸ばし、かかとは床へ近づけます。

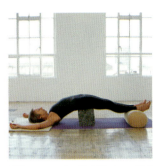

10 セーツ・バンダ・サルワーンガアサナ（橋のポーズ）
ブリックを使って仙骨をサポートし、ボルスターに足をのせます。

> **実践のヒント**
> ● 生理は病気ではありませんが、腰痛、月経痛、腹部膨張などの不快な症状をともないます。前屈は生殖器官をマッサージし、骨盤への血流をよくします。そして、脳が落ち着いた状態となり、月経の症状をととのえていきます。

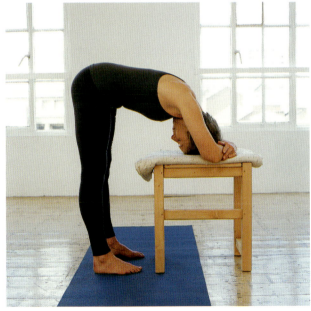

9 ウッターナアサナⅠ（立ち前屈のポーズ）
スツールにブランケットを置いて、頭と腕をサポートします。背中に違和感があったり、または太ももに痛みを感じるようであれば、サポートを加えて高さを調節してください。

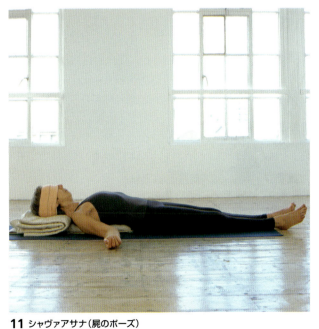

11 シャヴァアサナ（屍のポーズ）
頭と首を折り畳んだブランケットでサポートして、脳を静かな状態に保つため目を覆います。特別のバンデージやスカーフ、アイピローがよいでしょう。

子宮脱

子宮脱は骨盤の筋肉や靭帯が弱まり、子宮の位置がずれることにより起こる症状です。
ここに紹介するポーズは、子宮を支えている靭帯を強化して、
前屈のポーズによって骨盤内にスペースを生み出します。

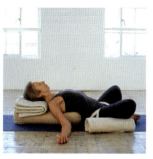 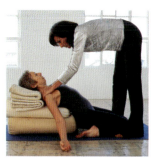

1　スプタ・バッダコーナアサナ（仰向け合せきのポーズ）
ボルスターで身体をサポートして、丸めたブランケットを膝の下に置きます。
2　スプタ・ウィーラアサナ（仰向け割り座のポーズ）
ボルスターとブランケットで背骨をサポートします。

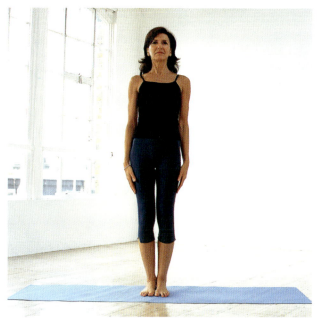

6　ターダアサナ（直立のポーズ）
頭のてっぺんが天井から糸で引かれているのをイメージして、できるだけまっすぐに立ちます。足をそろえ、しっかり膝を伸ばします。胸を上げて開き、肩は下へおろします。

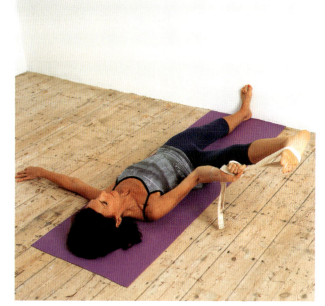

3　スプタ・パーダングシュタアサナⅠ&Ⅱ（仰向けで足を伸ばすポーズⅠ&Ⅱ）
ヨガベルトを足にかけて片手で持ち、反対の腕は外側に伸ばして身体を床の上で平らにします。

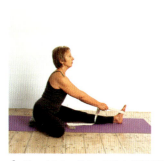 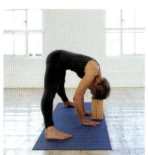

4　ジャーヌ・シールシャアサナ（頭を膝につけるポーズ）
背中を反らせます。
5　プラサリータ・パードゥッターナアサナ（開脚立ち前屈のポーズ）
ブリックの上に頭をのせます。必要に応じてブリックを重ねて高さを調節します。

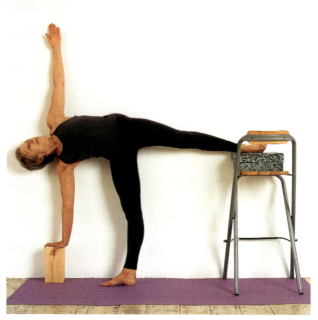

7　アルダ・チャンドゥラアサナ（半月のポーズ）
壁を使ってポーズをとります。足が正しい高さを保つように、椅子の上にフォームを重ねてサポートします。手もブリックでサポートします。

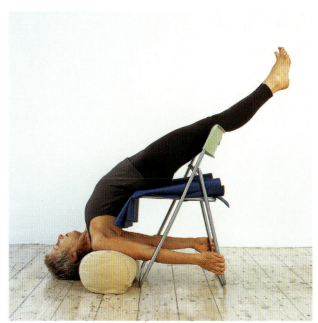

8 チェア・サルワーンガアサナ（椅子を使った肩立ちのポーズ）
首と肩をボルスターでサポートして、頭を床につけます。両手で椅子の後ろ足をつかみ、手を引いて胸をさらに開きます。

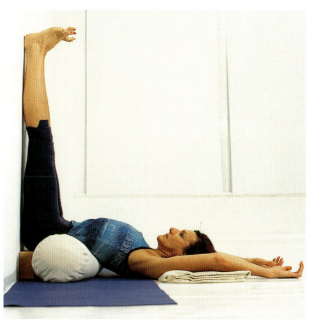

10 ヴィパリータ・カラニ（壁に足を上げるポーズ）
両脚を壁に押し付けて、腰椎と仙骨をボルスターとブリックでサポートします。腕を頭の上にもっていき、手のひらをできるだけ遠くに伸ばします。

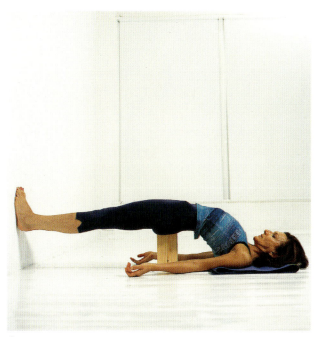

9 セーツ・バンダ・サルワーンガアサナ（橋のポーズ）
ブリックで仙骨をサポートして、両足で壁を押します。ブリックは必ず腰でなく、尾骨の下に置いてください。

実践のヒント
- 子宮脱の徴候は、骨盤内の引っぱられるような感覚や腰痛によってあらわれます。このシークエンスでは、身体を逆転させ、腹部の筋肉を鍛えることで症状を改善していきます。
- 前屈では背中をくぼませて、骨盤の中にスペースを作り、子宮を持ち上げていきます。

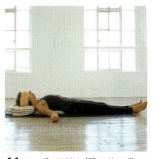

11 シャヴァアサナ（屍のポーズ）
折り畳んだブランケットで頭と首をサポートして、リラックスした状態を保ちます。

更年期障害

更年期障害は、ホルモンバランスの変化によって起こります。
ここで紹介するポーズは、神経の高揚を鎮めて、脳を平静な状態にします。
骨盤付近の血流をよくすることで、多くの症状を改善していきます。

ヨガセラピー

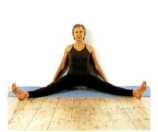
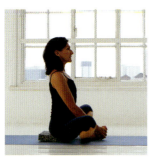

1 ウパヴィシュタコーナアサナ（開脚のポーズ）
サポートの上に座り壁によりかかります。脚の内側をかかとに向けて伸ばします。

2 バッダ・コーナアサナ（合せきのポーズ）
サポートの上に座って足の裏を合わせます。

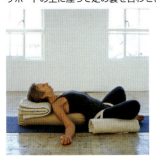
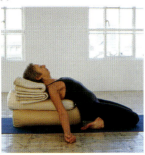

3 スプタ・バッダコーナアサナ（仰向け合せきのポーズ）
頭、背骨、膝をボルスターとブランケットでサポートします。

4 スプタ・ウィーラアサナ（仰向け割り座のポーズ）
ボルスターとブランケットの上に上体をのせます。

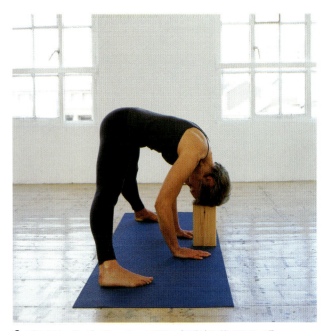

6 プラサリータ・パードゥッターナアサナ（開脚立ち前屈のポーズ）
ブリックで頭をサポートします。手が床に届かない場合は、手の下にブリックを置いて、手の平を床に向けて押すようにします。

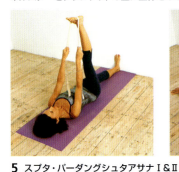
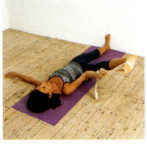

5 スプタ・パーダングシュタアサナ I & II
（仰向けで足を伸ばすポーズ I & II）
ヨガベルトを足にかけ、はじめは足を上に伸ばします。次に片手で持ち足を横に開きます。ポーズの間、下ろしている足は壁につけてください。

実践のヒント
- 更年期障害は一般的に45〜55歳の間に起こり、身体のホルモンバランスの変化を伴います。その徴候は情緒不安定、うつ、不眠症そしてのぼせやほてりなどです。前屈や逆転のポーズは特に効果的といえます。

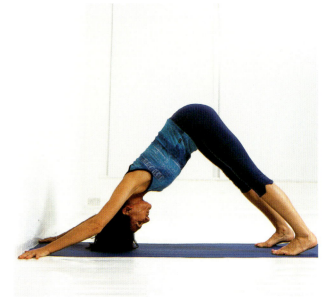

7 アドー・ムカ・シュワーナアサナ（犬のポーズ）
壁を使います。両手を外に開いて親指と人差し指で壁を押します。必要に応じてボルスターで頭をサポートします。

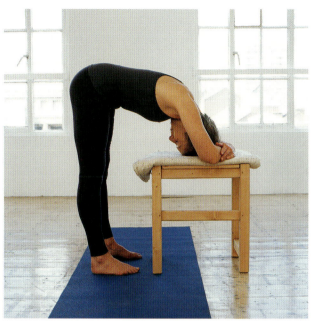
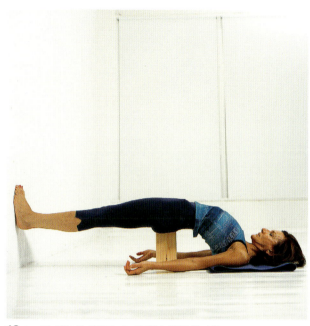

8 ウッターナアサナⅠ(立ち前屈のポーズ)
スツールの上にブランケットを置いて、頭と額をサポートします。両足を腰幅に開きます。膝を持ち上げるようにして、脚をしっかり安定させます。

13 セーツ・バンダ・サルワーンガアサナ(橋のポーズ)
ブリックで仙骨をサポートして、両足は壁を押します。頭と首を折り畳んだマットかブランケットでサポートします。

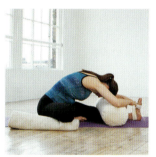
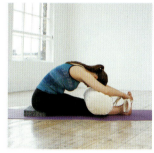
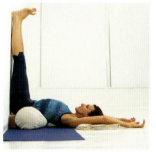
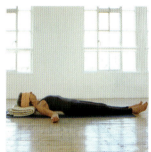

9 ジャーヌ・シールシャアサナ(頭を膝につけるポーズ)
サポートの上に座って、頭をボルスターの上に休めます
10 パスチモッターナアサナ(前屈のポーズ)
頭と腕をボルスターでサポートして、ヨガベルトを足にかけます。

14 ヴィパリータ・カラニ(壁に足を上げるポーズ)
脚を上げて壁を押します。ブリックとボルスターで腰椎をサポートします。腕は床に伸ばして、手のひらは天井を向けます。
15 シャヴァアサナ(屍のポーズ)
折り畳んだブランケットで頭と首をサポートして、リラックスします。目はバンデージなどで軽く覆います。

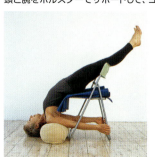
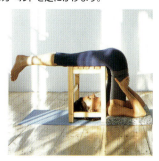

11 チェア・サルワーンガアサナ(椅子を使った肩立ちのポーズ)
首と肩をボルスターでサポートします。
12 アルダ・ハラアサナ(半分の鋤のポーズ)
太ももをスツールでサポートします。

索引

ヨガセラピー

あ

仰向け合せきのポーズ　19, 78, 96, 99, 103, 110, 112, 115-18, 120, 123, 125, 133-4, 136

仰向けで足を伸ばすポーズ　80, 103, 125, 127-8, 132-3, 136

仰向けのポーズ　75, 76-87

仰向け割り座のポーズ　79, 96, 99, 101, 103, 110, 113, 118, 120, 123, 125, 134, 136, 138

あぐらのポーズ　14, 44, 46, 48, 57, 76, 78, 92-3, 95-6, 98

足をつかみ前屈するポーズ　17, 99

足をつかみ伸ばすポーズ　32, 94, 97, 99, 100, 103, 133

頭を膝につけるポーズ　53, 96-8, 100-2, 105, 110, 112, 114, 116-17, 123-4, 132, 134, 139

アド・ムカ・ウィーラアサナ　47, 87, 92-9, 103, 110, 112, 114, 116, 121, 124

アド・ムカ・シュワーナアサナ　81, 92, 94-9, 101, 103-5, 109, 111-12, 114, 116-18, 120, 122, 124, 127, 130, 132, 134, 138

アルダ・チャンドゥラアサナ　30-1, 97-100, 103, 124, 126, 128, 130, 132

アルダ・ナーヴァアサナ　52, 100, 104

アルダ・ハラアサナ　19, 72, 93-4, 96, 101, 103-5, 111-12, 116, 118, 124, 127, 131-2

安全　11, 12, 57

胃弱　68, 122-3

椅子を使った肩立ちのポーズ　19, 71, 95, 98, 103, 116-18, 121, 124-5, 129, 131-3, 137

椅子を使ったやさしいねじりのポーズ　19, 62, 95, 98, 111, 122, 126, 128, 131, 133, 135

犬のポーズ　81, 92, 94-9, 101, 103-5, 109, 111-12, 114, 116-18, 120, 122, 124, 127, 130, 132, 134, 138

ウールドゥワ・プラサーリタ・パーダアサナ　79, 96, 102

ウールドゥワ・ムカ・シュワーナアサナ　82, 101, 104

ウィーラアサナ　19, 45, 48, 98, 100-1, 104, 122, 132

ウィーラバッドゥラアサナ I　29, 33, 93-5, 97-104

ウィーラバッドゥラアサナ II　28, 35, 92-5, 98-9, 101-4

ウィーラバッドゥラアサナ III　33, 99-100

ウシュトゥラアサナ　83, 84, 117, 121, 129

ウジャイ・プラナヤーマ　86-7, 103, 105

ウットゥカータアサナ　41, 95, 101

ウッターナアサナ I　38, 92-100, 102-5, 112, 114, 116-18, 121-2, 124, 135

ウッティタ・トゥリコーナアサナ　24-5, 30, 92-5, 97-104, 124, 126, 128, 130, 132

ウッティタ・ハスタ・パーダーングシュタアサナ I&II　32, 94, 97, 99, 100, 103, 133

ウッティタ・パールシュワコーナアサナ　26-7, 92-5, 97-101, 103-4, 124, 126, 128, 130

うつ　73, 117

腕　46, 92, 94-5, 102, 11

ウパヴィシュタコーナアサナ　50, 98, 100, 104, 120, 132-4

英雄に捧げるポーズ I　29, 33, 93-5, 97-104

英雄に捧げるポーズ II　28, 35, 92-5, 98-9, 101-4

英雄に捧げるポーズ III　33, 99-100

お尻　50, 61, 76, 80, 133

か

開脚のポーズ　50, 98, 100, 104, 120, 132-4

回転した三角形のポーズ　34, 35, 100, 102, 109

回転した横角度に伸ばすポーズ　35, 102

顔を上に向けた犬のポーズ　82, 101, 104

風邪　72, 118-19

肩　29, 60, 62-4, 81, 83, 90, 130

肩立ちのポーズ　19, 69, 70, 71, 72, 93-4, 97-9, 101-4, 105

壁に足を上げるポーズ　68, 79, 92, 99, 111, 113, 116-18, 121, 123-5, 127, 132, 137, 139

ガルダアサナ　40, 95, 101

簡単な魚のポーズ　76, 94, 96, 99, 103

木のポーズ　23, 92-4, 97, 101

逆転のポーズ　67, 68-73, 9

首　29, 47, 60, 62-3, 81, 83, 90, 130

クリシュナマチャリャ　12

クロス・ボルスター（ボルスターの上で伸ばすポーズ）　77, 94, 96, 99, 101, 103, 115-17

下痢　125

合せきのポーズ　16, 49, 98, 100, 104, 109, 120, 132, 134, 138

更年期障害　138-9

呼吸法　86-7, 103, 105

小舟のポーズ　52, 100, 104

ゴームカアサナ　48, 92-5

さ

サーランバ・サルワーンガアサナ　19, 69, 70, 71, 72, 93-4, 97-9, 101

サーランバ・サルワーンガアサナ（壁）　70, 101, 105

サマーディ　15

三角形のポーズ　24-5, 30, 92-5, 97-104, 124, 126, 128, 130, 132

座位のポーズ　43, 44-57, 90

座骨神経痛　49, 50, 61, 78, 80, 82, 128

シークエンス　92-105

屍のポーズ　19, 85, 86, 87, 90, 92-105, 111, 113, 115-17, 119, 121, 123-5, 127, 129, 131-3, 135, 137, 139

子宮脱　136-7

シャラバアサナ　83, 104

シャヴァアサナ　19, 85, 86, 87, 90, 92-105, 111, 113, 115-17, 119, 121, 123-5, 127, 129, 131-3, 135, 137, 139

実践　7, 16-17, 89, 90-1

ジャーヌ・シールシャアサナ　53, 96-8, 100-2, 105, 110, 112, 114, 116-17, 123-4, 132, 134, 139

スカアサナ　14, 44, 46, 48, 57, 76, 78, 92-3, 95-6, 98

鋤のポーズ　72, 95, 97-8, 102

スタンディング・マリイッチャアサナ　60, 95, 98, 110, 122, 126, 128

ストレス　15, 110-11, 114-15

スプタ・ウィーラアサナ　79, 96, 99, 101, 103, 110, 113, 118, 120, 123, 125, 134, 136, 138

スプタ・バッダコーナアサナ　19, 78, 96, 99, 103, 110, 112, 115-18, 120, 123, 125, 133-4, 136

スプタ・パーダングシュタアサナ I&II　80, 103, 125, 127-8, 132-3, 136

頭痛　47, 72, 73, 112-13
セーツ・バンダ・サルワーンガアサナ　73, 92, 94, 96, 99, 103, 105, 113, 115-18, 120, 123-5, 129, 131, 135, 137, 139
生理　67, 78, 90, 134
背中の痛み　24, 47, 51, 56, 60-1, 63-4, 72, 80, 82, 90, 126
前屈　38, 92-100, 102-5, 112, 114, 116-18, 121-2, 124, 135
喘息　69, 120-1

た
ターダアサナ　22, 23-41, 60, 92-5, 97-100, 102-5, 111, 121, 130
ダンダアサナ　47, 49-56, 63-5, 96-8, 102, 104
チェア・サルワーンガアサナ　19, 71, 95, 98, 103, 116-18, 121, 124-5, 129, 131-3, 137
直立のポーズ　22, 23-41, 60, 92-5, 97-100, 102-5, 111, 121, 130
ツイスト・ウィーラアサナ　61, 122, 131
ツイスト・スカアサナ　60
ツイスト・マリイッチャアサナⅠ　64, 98, 100, 102, 110, 131
ツイスト・マリイッチャアサナⅡ　64
トゥリアンガ・ムカイカパーダ・パスチモッターナアサナ　17, 54, 96-8, 100
道具　18-19, 108

な
ナマスカ　36, 121, 130
ねじりのポーズ　59, 60-5, 90

は
激しいポーズ　95, 101
蓮の花のポーズ　57, 102
花輪のポーズ　56, 98
ハラアサナ　72, 95, 97-8, 102
半月のポーズ　30-1, 97-100, 103, 124, 126, 128, 130, 132, 136
半分の鋤のポーズ　19, 72, 93-4, 96, 101, 103-5, 111-12, 116, 118, 124, 127
バッタのポーズ　83, 104
バッダ・コーナアサナ　16, 49, 98, 100, 104, 109, 120, 132, 134, 138
バラドゥワージャアサナ　62, 63, 100
バラドゥワージャアサナ（チェア）　19, 62, 95, 98, 111, 122, 126, 128, 131, 133, 135
パーダングシュタアサナ　17, 39, 99
パールシュヴォッターナアサナ　36, 93-5, 97
パールワタアサナ　46, 92, 94-5, 102
パールワタアサナ　92, 93, 121
パスチモッターナアサナ　55, 96-8, 100-2, 104, 105, 110, 112, 115-17, 124, 132, 134
パタンジャリ　14-15, 89
パッドゥマアサナ　57, 102
パリブルッタ・トゥリコーナアサナ　34, 35, 100, 102, 109
パリブルッタ・パールシュワコーナアサナ　35
パリプールナ・ナーヴァアサナ　51, 52, 97, 100, 104
膝　56, 57, 76, 80, 102
膝を立ててねじるポーズ　65, 100-1

疲労　38, 47, 72, 110-11
太もも　50, 61, 80, 94
舟のポーズ　51, 52, 97, 100, 104
不眠症　53, 72, 116
ブリックを使った橋のポーズ　73, 92, 94, 96, 99, 103, 105, 113, 115-18, 120, 123-5, 129, 131, 135, 137, 139
ブルックシャアサナ　23, 92-4, 97, 101
プラサーリタ・パードゥッターナアサナ　37, 94, 97, 99-100, 103, 109, 112, 116-18, 122, 124
プラティヤハーラ　14, 15
プラナヤーマ　8, 12, 14, 15, 19, 86-7, 103
偏頭痛　112-13
便秘　124

ま
マーラアサナ　56, 98
マツヤアサナ　76, 94, 96, 99, 103
マリイッチャアサナⅢ　65, 100-1
丸太のポーズ　47, 49-56, 63-5, 96-8, 102, 104

や
やさしいねじりのポーズ　62, 63, 100, 104
山のポーズ
ユーディ・メニューヒン　12
ヨガ　8-9, 14-15, 89
ヨガセラピー　12, 15, 108-9
横角度に伸ばすポーズ　26-7, 92-5, 97-101, 103-4, 124, 126, 128, 130
横立ち前屈のポーズ　36, 93-5, 97-10

ら
ラクダのポーズ　83, 84, 117, 121, 129
両足を垂直に伸ばすポーズ　79, 96, 102
立位のポーズ　21, 22-41

わ
鷲のポーズ　40, 95, 101
割り座でねじるポーズ　61, 122, 131
割り座前屈のポーズ　47, 87, 922-9, 103, 110, 112, 114, 116, 121, 124
割り座のポーズ　19, 45, 48, 98, 100-1, 104, 122
ヴィパリータ・カラニ　68, 92, 99, 111, 113, 116-18, 121, 123-5, 127, 132, 137

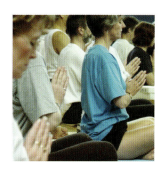

関連情報

アイアンガーヨガ　オフィシャルウエブサイト
(B.K.S. Iyengar Yoga official Website)
www.bksiyengar.com

住所　Ramamani Iyengar Memorial Yoga Institute(RIMYI)
1107 B/1 Hare Krishna Mandir Road, Model Colony,
Shivaji Nagar, Pune-411 016,
Maharashtra.
Phone＋91-20-2565 6134

日本アイアンガーヨガ協会
(B.K.S. IYENGAR YOGA ASSOCIATION OF JAPAN)
www.iyengar-yoga-jp/bks/

アイアンガーヨガ勉強会
(Iyengar Yoga Study Group)
www.nm-iyengaryoga.jp

Further Reading

Light on Pranayama, BKS Iyengar, The Crossroad Publishing Company, 1995
Yoga: A Gem for Women, Geeta S. Iyengar, Timeless Books, 2002
Yoga: The Path to Holistic Health, BKS Iyengar, Dorling Kindersley, 2001
How to use Yoga, Mira Mehta, Lorenz Books 1994
Yoga: The Iyengar Way, Silva, Mira & Shyam Mehta Dorling Kindersley, 1990
Yoga Rahasya Volumes A & B – BKS Iyengar, RIMYI, Pune and Loy Research Trust, Mumbai, 1994. These two publications are a collection of Mr Iyengars speeches, question and answer sessions, and remedial talks.
A Matter of Health, Dr K Raman, Eastwest Books (Madras) Pvt Ltd, April 1998.

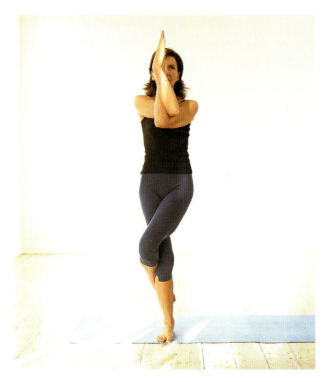

著者：ジュディ・スミス　(Judy Smith)
南アフリカで生まれ育ち、ウィットウォータズランド大学で学び、70年代に入ってヨーガの勉強をはじめた。出産後にロンドンにあるアイアンガー・ヨーガ・インスティチュートで訓練を受け、1989年に指導者資格を取得。アイアンガー・ヨーガ・インスティチュート・ロンドンの治療のクラスやノース・ロンドンのトリ・ヨーガのクラス、子ども向けのクラスなどでも指導にあたっている。インド・プーナのマザー・インスティチュートを定期的に訪れ、そこでB.K.S.アイアンガー氏によるコースに参加している。

監修者：**柳生 直子**（やぎゅう なおこ）
ゴルフによる腰痛で悩んでいるときに来日中のB.K.S.アイアンガー師に出会い、1980年に日本人として初めてインド・プーナの道場で学ぶ。以降、毎年渡印して研修を重ね、世界共通のアイアンガーヨガ上級指導者として日本では最高位の正式資格を持つ。また、海外ドキュメンタリー番組、情報番組などのリポーターやCNNキャスターとしても活躍、訪れた国は20カ国に上る。アイアンガーヨガ勉強会代表。若い指導員達を育成するかたわら、NHKの「趣味悠々」に出演し、ヨガの楽しさを広める。
著書に『心も体もリフレッシュ ヨガで元気に！』（NHK出版）があるほか、監訳書に『アイアンガーヨガ基本と実践』（ガイアブックス）、DVD「ヨガ大事典」（BS日テレ）、『ステップアップ・ヨガ大事典』（日本コロムビア）、最新刊の監訳書に『アイアンガー 心のヨガ（Light on Life）』（白揚社）『アイアンガー108の言葉〜ヨガからの贈り物〜』（白揚社）がある。青山学院大卒。
（ブログ）柳生直子とチャタローのアイアンガーヨガ
　http：//ameblo.jp/yagyunaoko-yoga

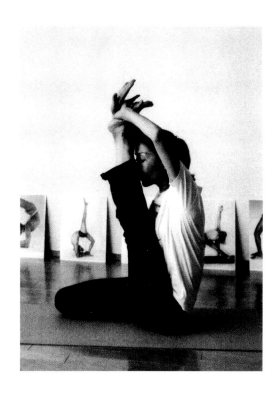

翻訳者：**腰高 信子**（こしたか のぶこ）
学習院大学経済学部経済学科卒業。広告代理店等勤務後、コピーライターとして活動するとともに、幅広い分野の翻訳を手がける。

Iyengar Yoga
アイアンガーヨガ　ペーパーバック版

発　　行　2016年7月1日
発 行 者　吉田 初音
発 行 所　株式会社**ガイアブックス**
　　　　　〒107-0052 東京都港区赤坂1丁目1番地 細川ビル2F
　　　　　TEL.03(3585)2214　FAX.03(3585)1090
　　　　　http://www.gaiajapan.co.jp

Copyright GAIABOOKS INC. JAPAN2016
ISBN978-4-88282-965-2 C2076

落丁本・乱丁本はお取り替えいたします。
本書を許可なく複製することは、かたくお断わりします。
Printed and bound in China

ガイアブックスのヨーガ関連書

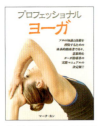

プロフェッショナルヨーガ
意欲的なヨーガ指導者の実践マニュアルの決定版!!

マーク・カン 著

本体価格3,300円

意欲的なヨーガ指導者や、より高みを目指す実践者向け総合ガイド。解剖学と生理学にまで踏み込み、65アーサナのメリットや禁忌、生体力学的機能について説明する。

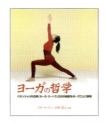

ヨーガの哲学
パタンジャリの古典『ヨーガ・スートラ』200の格言をポーズごとに解明

ミラ・メータ 著
木村慧心 監修

本体価格2,700円

ヨーガへの深い理解と完璧な技を得るための一冊。基本的テクニックに加え、ヨーガ全体の目的と教義を本質から理解できる。初心者からベテラン、特に人々に教える立場の方に。

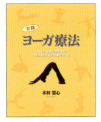

実践ヨーガ療法
ストレス社会に対応するバランスのとれた心身をつくる

木村慧心 著

本体価格2,400円

現代社会で根強いストレスに起因する各種の悩みを解消するヨーガ実践書。理論をはじめ、誰もが実習できる技法を豊富な写真で解説。

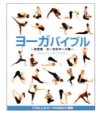

ヨーガバイブル
170以上のヨーガの体位が満載

クリスティーナ・ブラウン著

本体価格2,600円

オールカラー400頁であらゆるヨーガのポーズを紹介。ハタヨーガはもちろん、アシュタンガヨーガ、クンダリニーヨーガ、アイアンガーヨガ、その他のヨーガの特徴がよくわかる決定版。

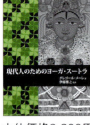

現代人のためのヨーガ・スートラ
ヨーガの古代聖典を現代人向けに解明

グレゴール・メーレ 著
伊藤雅之(監訳) 監修

本体価格2,800円

インド哲学への長年の研鑽をしてきたドイツ人ヨーギー、グレゴール・メーレによる鋭い洞察と深遠な解釈で、従来難解と言われていた『ヨーガ・スートラ』を現代人向けに解明。さらに監修者伊藤雅之の解説も加えた価値ある一冊。

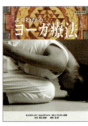

よくわかるヨーガ療法
肉体と精神の健康を実現するヨーガ・セラピー

R・ナガラートナ他 著
木村慧心 監修

本体価格2,000円

呼吸をゆっくりとさせる、各種の筋肉をリラックスさせる、心の働きを静める、という三種類のヨーガ行法が病気治療に役立つ。